·中医考试必备掌中宝典·

中医内科学

主编　于丽芳

山西出版传媒集团
山西科学技术出版社

编委会名单

主　编　于丽芳

编　委　代文杰　马晓鹏　申仲凯　王　花

　　　　王旭东　药红霞　王雅琴

目录

感冒

感冒是感受触冒风邪，邪犯卫表而导致的常见外感疾病，临床表现以鼻塞、流涕、喷嚏、咳嗽、头痛、恶寒、发热、全身不适、脉浮为其特征。

病因 由于六淫、时行病毒侵袭人体而致病。

病机 在于卫气之强弱，同时与感邪的轻重有关，故尤以卫表不和为主。

诊断依据

1. 临证以卫表及鼻咽症状为主。可见鼻塞、流涕、多嚏、咽痒、咽痛、周身酸楚不适、恶风或恶寒，或有发热等。

2. 时行感冒多呈流行性。在同一时期发病人数剧增，且病症相似，多突然起病，恶寒、发病（多为高热）、周身酸痛、疲乏无力。病情一般较普通感冒为重。

3. 病程一般3~7日。普通感冒一般不传变。时行感冒少数可传变入里，变生它病。

4. 四季皆可发病，而以冬、春两季为多。

病证鉴别

1. 感冒与风温。2. 普通感冒与时行感冒。

治疗 解表达邪。

证治分类

1. 风寒束表证 恶寒重，发热轻，无汗，头痛，肢节酸疼，鼻塞声重，时流清涕，痰吐稀薄色白，口不渴或渴喜热饮，舌苔薄白而润，脉浮或浮紧。

证机概要：风寒外束，卫阳被郁，腠理闭塞，肺气不宣。治法：辛温解表。代表方：荆防达表汤或荆防败毒散加减。常用药：荆芥、防风、苏叶、豆豉、葱白、生姜等解表散寒；杏仁、前胡、桔梗、橘红、甘草宣通肺气。

2. 风热犯表证 身热较著，微恶风，汗泄不畅，头胀痛，面赤，痰黏或黄，咽燥，流黄浊涕，口干欲饮，舌苔薄白微黄，舌边尖红，脉浮数。

证机概要：风热犯表，热郁肌腠，卫表失和，肺失清肃。治法：辛凉解表。代表方：银翘散或葱豉桔梗汤加减。常用药：银花、连翘、黑山栀、豆豉、薄荷、荆芥辛凉解表、疏风清热；芦根、竹叶清热生津；牛子、桔梗、甘草宣利肺气，化痰利咽。

3. 暑湿伤表证　身热，微恶风，肢体酸重或疼痛，头昏重胀痛，咳嗽痰黏，口中黏腻，渴不多饮，胸闷脘痞，大便或溏，舌苔薄黄而腻，脉濡数。

证机概要：暑湿遏表，湿热伤中，表卫不和，肺气不清。治法：清暑祛湿解表。代表方：新加香薷饮加减。常用药：金银花、连翘、鲜荷叶、鲜芦根清暑解热；香薷发汗解表；厚朴、扁豆化湿和中。

咳嗽

咳嗽是指肺失宣降，肺气上逆作声，咯吐痰液而言，为肺系疾病的主要证候之一。有声无痰为咳，有痰无声为嗽，一般多为痰声并见，难以截然分开，故以咳嗽并称。

病因　有外感、内伤两大类。外感咳嗽为六淫外邪侵袭肺系；内伤咳嗽为脏腑功能失调，内邪干肺。

咳嗽的病变主脏在肺，与肝、脾有关，久则及肾。主要病机为邪犯于肺，肺气上逆。

辨证要点　临床以咳嗽、咯痰为主要表现。应询查病史的新久，起病的缓急，是否兼有表证，判断外伤和内伤。外感咳嗽，多为新病，起病急，病程短，常伴恶寒、发热、头痛等肺卫表证。内伤咳嗽，多为久病，常反复发作，病程长，可伴它脏见证。

病证鉴别

1. 咳嗽特点的鉴别。2. 咯痰特点的鉴别。3. 咳嗽与咳喘的鉴别。

治疗　外感咳嗽，多为实证，应祛邪利肺。内伤咳嗽，多属邪实正虚。标实为主者，治以祛邪止咳；本虚为主者，治以扶正补虚。

证治分类

（一）外感咳嗽

1. 风寒袭肺证　咳嗽声重，气急，咽痒，咯痰稀薄色白，常伴鼻塞，流清涕，肢体酸楚，无汗等表证，舌苔薄白，脉浮或浮紧。

证机概要：风寒袭肺，肺气失宣。治法：疏风散寒，宣肺止咳。代表方：三拗汤合止嗽散加减。常用药：麻黄宣肺散寒；杏仁、桔梗、前胡、甘草、橘皮、金沸草等宣肺利气，化痰止咳。

2. 风热犯肺证　咳嗽频剧，气粗或咳声嘶哑，喉燥咽痛，咯痰不爽，痰黏稠或黄，常伴鼻流黄涕，或见恶风，身热等表证，舌苔薄黄，脉浮数或浮滑。 5

证机概要：风热犯肺，肺失清肃。治法：疏风清热，宣肺止咳。代表方：桑菊饮加减。常用药：桑叶、菊花、薄荷、连翘疏风清热；前胡、牛蒡子、桔梗、杏仁、大贝母、枇杷叶清肃肺气，化痰止咳。

3. 风燥伤肺证　干咳，连声作呛，喉痒，咽喉干痛，唇鼻干燥，无痰或痰少而黏，不易咯出，或痰中带有血丝，口干，舌质红干而少津，苔薄白或薄黄，脉浮数或小数。

证机概要：风燥伤肺，肺失清润。治法：疏风清肺，润燥止咳。代表方：桑杏汤加减。常用药：桑叶、薄荷、豆豉疏风解表；杏仁、前胡、牛蒡子肃肺止咳；南沙参、浙贝母、天花粉、梨皮、芦根生津润燥。

（二）内伤咳嗽

1. 痰湿蕴肺证　咳嗽反复发作，咳声重浊，痰多，因痰而嗽，痰出咳平，痰黏腻或稠厚成块，进甘甜油腻食物加重，胸闷，脘痞，呕恶，食少，大便时溏，舌苔白腻，脉象濡滑。

证机概要：脾湿生痰，上渍于肺，壅遏肺气。治法：燥湿化痰，理气止咳。代表方：二陈平胃散合三子养亲汤加减。常用药：法半夏、陈皮、茯苓、苍术、川朴燥湿化痰；杏仁、佛耳草、紫菀、款冬花温肺降气。

2. 痰热郁肺证　咳嗽，气息粗促，或喉中有痰声，痰多质黏厚或稠黄，咯吐不爽，或有热腥味，胸胁胀满，咳时引痛，口干而黏，欲饮水，舌质红，舌苔薄黄腻，脉滑数。

证机概要：痰热壅肺，肺失肃降。治法：清热肃肺，豁痰止咳。代表方：清金化痰汤加减。常用药：黄芩、山栀、知母、桑白皮清泄肺热；杏仁、贝母、栝楼、海蛤壳、竹沥、半夏、射干清肺化痰。

3. 肝火犯肺证　上气咳逆阵作，常感痰滞咽喉而咯之难出，量少质黏，胸胁胀痛，咳时引痛，症状可随情绪波动而增减，舌红或舌边红，舌苔薄黄少津，脉弦数。

证机概要：肝郁化火，上逆侮肺。治法：清肺泻肝，顺气降火。代表方：黛蛤散合加减泻白散加减。常用药：桑白皮、地骨皮、黄芩清肺热；山栀、丹皮泻肝火；青黛、海蛤壳化痰热；粳米、甘草和胃气，使泄肺而不伤脾胃；苏子、竹茹、枇杷叶降逆气。

4. 肺阴亏耗证　干咳，咳声短促，痰少黏白，或痰中带血丝，或声音逐渐嘶哑，口干咽燥，午后潮热，舌质红少苔，脉细数。

证机概要：肺阴亏虚，虚热内灼，肺失润降。治法：滋阴润肺，化痰止咳。代表方：沙参麦冬汤加减。常用药：沙参、麦冬、天花粉、玉竹、百合滋养肺阴；甘草甘缓和中；川贝母、甜杏仁润肺化痰；桑白皮、地骨皮清有肺泻热。

哮病

哮病是一种发作性的痰鸣气喘疾患，发时喉中有哮鸣声，呼吸气促困难，甚则喘息不能平卧。

病因 哮病的发生为痰伏于肺，每因外邪侵袭、饮食不当、情志刺激、体虚劳倦等诱因引动而触发，以致痰壅气道，肺气宣降功能失常。

病机 病理因素以痰为主，基本病理变化为“伏痰”遇感引触，痰随气升，气因痰阻，相互搏结，壅塞气道，肺管狭窄，通畅不利，肺气宣降失常，引动停积之痰，而致痰鸣如吼，气息喘促。

若长期反复发作，寒痰伤及脾肾之阳，痰热耗灼肺肾之阴，则可从实转虚，在平时表现肺、脾、肾等脏气虚弱之候。

肺肾两虚而痰浊又复壅盛，严重者肺不能治理调节心血的运行，肾虚命门之火不能上济于心，则心阳亦同时受累，甚至发生喘脱危候。

诊断依据

1. 多与先天禀赋有关，家族中可有哮病史。

2. 呈反复发作性。

3. 发时常多突然，可见鼻痒、喷嚏、咳嗽、胸闷等先兆。喉中有明显哮鸣声。

4. 平时可一如常人，但病程日久，反复发作，导致正气亏虚，可常有轻度哮鸣，甚至在大发作时持续难平，出现喘脱。

治疗 发时攻邪治标，祛痰利气。平时应扶正治本，阳气虚者应予温补，阴虚者则予滋养。

证治分类

（一）发作期

1. 冷哮证 喉中哮鸣如水鸡声，呼吸急促，喘憋气逆，胸膈满闷如塞，痰少咯吐不爽，色白而多泡沫，口不渴或渴喜热饮，形寒怕冷，舌苔白滑，脉弦紧或浮紧。

证机概要：寒痰伏肺，遇感触发，痰升气阻，肺失宣畅。治法：宣肺散寒，化痰平喘。代表方：射干麻黄汤或小青龙汤加减。常用药：麻黄、射干宣肺平喘，化痰利咽；干姜、细辛、半夏温肺化饮降逆；紫菀、冬花化痰止咳；五味子敛肺气；大枣、甘草和中。

2. 热哮证　喉中痰鸣如吼，喘而气粗息涌，胸高胁胀，咯痰色黄或白，黏浊稠厚，排吐不利，口渴喜饮，身热，舌苔黄腻，质红，脉滑数或弦滑。

证机概要：痰热蕴肺，壅阻气道，肺失清肃。治法：清热宣肺，化痰定喘。代表方：定喘汤或越婢加半夏汤加减。常用药：麻黄宣肺平喘；黄芩、桑白皮清热肃肺；杏仁、半夏、冬花、苏子化痰降逆；白果收敛肺，并防麻黄过于耗散；甘草调和药物。

3. 寒包热哮证　喉中哮鸣有声，胸膈烦闷，呼吸急促，咯痰不爽，痰黏色黄，或黄白相兼，发热，恶寒，无汗，口干欲饮，舌苔白腻燥黄，舌尖边红，脉弦紧。

证机概要：痰热壅肺，复感风寒，客寒包火，肺失宣降。治法：解表散寒，清化痰热。代表方：小青龙加石膏汤或厚朴麻黄汤加减。常用药：麻黄散寒解表，宣肺平喘；石膏清泄肺热，二药相合，辛凉配伍，外散风寒，内清里热；厚朴、杏仁平喘；生姜、半夏化痰降逆；甘草、大枣调和药物。

4. 风痰哮证　喉中痰涎壅盛，声如拽锯，或鸣声如吹哨笛，喘急胸满，但坐不得卧，咯痰黏腻难出，或为白色泡沫痰液，面色青黯，起病多急，舌苔厚浊，脉滑实。

证机概要：痰浊伏肺，风邪引触，肺气郁闭，升降失司。治法：祛风涤痰，降气平喘。代表方：三子养亲汤加味。常用药：白芥子温肺气涤痰；苏子降气化痰，止咳平喘；莱菔子行气化痰；麻黄宣肺平喘；杏仁、僵蚕祛风化痰；厚朴、半夏、陈皮降气化痰；茯苓健脾化痰。

5. 虚哮证　喉中哮鸣如鼾，声低，气短息促，动则喘甚，发作频繁，甚则持续喘哮，面色苍白或颧红唇紫，口不渴或咽干口渴，形寒肢冷或烦热，舌质淡或偏红，或紫黯，脉沉细或细数。

证机概要：哮病久发，痰气瘀阻，肺肾两虚，摄纳失常。治法：补肺纳肾，降气化痰。代表方：平喘固本汤加减。常用药：党参、黄芪补益肺气；胡桃肉、沉香、脐带、冬虫夏草、五味子补肾纳气；苏子、半夏、款冬花、橘皮降气化痰。

（二）缓解期

1. 肺脾气虚证　气短声低，喉中时有轻度哮鸣，痰多质稀，色白，自汗，怕风，常易感冒，倦怠无力，食少便溏，舌质淡，苔白，脉细弱。

证机概要：哮病日久，肺虚不能主气，脾虚健运无权，气不化津，痰饮蕴肺，肺气上逆。治法：健脾益气，补土生金。代表方：六君子汤加减。常用药：党参、白术健脾益气；山药、苡仁、茯苓甘淡补脾；法半夏、橘皮燥湿化痰；五味子敛肺气；甘草补气调中。

2. 肺肾两虚证　短气息促，动则为甚，吸气不利，咯痰质黏起沫，脑转耳鸣，腰酸腿软，心慌，不耐劳累。五心烦热，颧红，口干，舌质红少苔，脉细数。

证机概要：哮病久发，精气亏乏，肺肾摄纳失常，气不归原，津凝为痰。治法：补肺益肾。代表方：生脉地黄汤合金水六君煎加减。常用药：熟地、山萸肉、胡桃肉补肾纳气；人参、麦冬、五味子补益肺之气阴；茯苓、甘草益气健脾；半夏、陈皮理气化痰。

喘证

喘即气喘、喘息。临床表现以呼吸困难，甚至张口抬肩，鼻翼煽动，不能平卧为特征者谓之喘证。

病因 有外感、内伤两大类。外感为六淫外邪侵袭肺系；内伤为饮食不当、情志失调、劳欲久病等导致肺气上逆，宣降失职，或气无所主，肾失摄纳而成。

发病机理 主要在肺和肾，涉及肝脾。

病理性质 有虚实之分。实喘在肺，为外邪、痰浊、肝郁气逆，邪壅肺气，宣降不利所致；虚喘则指肺、肾两脏，因阳气不足，阴精亏耗，而致肺肾出纳失常，且尤以气虚为主。喘证的严重阶段，不但肺肾俱虚，在孤阳欲脱之时，每多影响到心。

诊断依据

1. 以喘促短气，呼吸困难，甚至张口抬肩，鼻翼煽动，不能平卧，口唇发绀为特征。

2. 多有慢性咳嗽、哮病、肺痨、心悸等病史，每遇外感及劳累而诱发。

辨证要点 喘证的辨证首当分清虚实。实喘者呼吸深长有余，呼出为快，气粗声高，伴有痰鸣咳嗽，脉数有力，病势多急；虚喘者呼吸短促难续，深吸为快，气怯声低，少有痰鸣咳嗽，脉象微弱或浮大中空，病势徐缓，时轻时重，遇劳则甚。

治疗 实喘治肺，以祛邪利气为主；虚喘以培补摄纳为主，或补肺，或健脾，或补肾。

证治分类

（一）实喘

1. 风寒壅肺证　喘息咳逆，呼吸急促，胸部胀闷，痰多稀薄而带泡沫，色白质黏，常有头痛，恶寒，或有发热，口不渴，无汗，苔薄白而滑，脉浮紧。

证机概要：风寒上受，内舍于肺，邪实气壅，肺气不宣。治法：宣肺散寒。代表方：麻黄汤合华盖散加减。常用药：麻黄、紫苏温肺散寒；半夏、橘红、杏仁、苏子、紫菀、白前化痰利气。

2. 表寒肺热证　喘逆上气，胸胀或痛，鼻煽，吐痰稠黏，伴形寒，身热，烦闷，有汗或无汗，口渴，苔薄白或燥黄，舌边红，脉浮数或滑。

证机概要：寒邪束表，热郁于肺，肺气上逆。治法：解表清里，化痰平喘。代表方：麻杏石甘汤加减。常用药：麻黄宣肺解表；黄芩、桑白皮、石膏清泄里热；苏子、杏仁、冬花、半夏降气化痰。

3. 痰热郁肺证　喘咳气涌，胸部胀痛，痰多质黏色黄，或夹有血色，伴胸中烦闷，口渴而喜冷饮，面赤，小便赤涩，大便或秘，舌质红，舌苔薄黄或腻，脉滑数。

证机概要：邪热蕴肺，蒸液成痰，痰热壅滞，肺失清肃。治法：清热化痰，宣肺平喘。代表方：桑白皮汤加减。常用药：桑白皮、黄芩清泄肺热；知母、贝母、射干、瓜蒌皮、前胡、地龙清化痰热定喘。

4. 痰浊阻肺证　喘而胸满闷塞，甚则胸盈仰息，咳嗽，痰多黏腻色白，咯吐不利，兼有呕恶，食少，口黏不渴，舌苔白腻，脉象滑或濡。

证机概要：中阳不运，积湿生痰，痰浊壅肺，肺失肃降。治法：祛痰降逆，宣肺平喘。代表方：二陈汤合三子养亲汤加减。常用药：法半夏、陈皮、茯苓化痰；苏子、白芥子、莱菔子化痰下气平喘；杏仁、紫菀、旋覆花肃肺化痰降逆。

5. 肺气郁闭证　每因情志刺激而诱发，发时突然呼吸短促，息粗气憋，胸闷胸痛，咽中如窒，但喉中痰鸣不著，或无痰声。平素常多忧思抑郁，失眠，心悸。苔薄，脉弦。

证机概要：肝郁气逆，上冲犯肺，肺气不降。治法：开郁降气平喘。代表方：五磨饮子加减。常用药：沉香、木香、川朴花、枳壳行气解郁；苏子、金沸草、代赭石、杏仁降逆平喘。

（二）虚喘

1. 肺气虚耗证　喘促短气，气怯声低，喉有鼾声，咳声低弱，痰吐稀薄，痰少质黏，烦热而渴，咽喉不利，面颧潮红，舌质淡红或有苔剥，脉软弱或细数。

证机概要：肺气亏虚，气失所主。或肺阴亦虚，虚火上炎，肺失清肃。治法：补肺益气养阴。代表方：生脉散合补肺汤加减。常用药：党参、黄芪、冬虫夏草、五味子、炙甘草补益肺气。

2. 肾虚不纳证　喘促日久，动则喘甚，呼多吸少，呼则难升，吸则难降，气不得续，跗肿，汗出肢冷，面青唇紫，舌淡苔白或黑而润滑，脉微细或沉弱。

证机概要：肺病及肾，肺肾俱虚，气失摄纳。治法：补肾纳气。

代表方：金匮肾气丸合参蛤散加减。常用药：肉桂、附子、山萸肉、冬虫夏草、胡桃肉、紫河车温肾纳气；熟地、当归滋阴助阳。

3. 正虚喘脱证　喘逆剧甚，张口抬肩，鼻煽气促，端坐不能平卧，稍动则咳喘欲绝，心慌动悸，汗出如珠，肢冷，脉浮大无根，或见歇止，或模糊不清。

证机概要：肺气欲绝，心肾阳衰。治法：扶阳固脱，镇摄肾气。代表方：参附汤送服黑锡丹，配合蛤蚧粉。常用药：人参、黄芪、炙甘草补益肺气；山萸肉、冬虫夏草、五味子、蛤蚧粉摄纳肾气；龙骨、牡蛎敛汗固脱。

肺痈

肺痈是肺叶生疮，形成脓疡的一种病证，属内痈之一。临床以咳嗽、胸痛、发热、咯吐腥臭浊痰，甚则脓血相兼为主要特征。

病因　主要原因为感受外邪，内犯于肺，或因痰热素盛，蒸灼肺脏，以致热壅血瘀，蕴酿成痈，血败肉腐化脓。

病机 本病病位在肺。总属邪热郁肺，蒸液成痰。邪阻肺络，血滞为瘀，而致痰热与瘀血互结，蕴酿成痈，血败肉腐化脓，肺损络伤，脓疡溃破外泄。其病理主要表现为邪盛的实热证候，脓疡溃后方见阴伤气耗之象。

病理演变过程有初（表证）期、成痈期、溃脓期、恢复期等不同阶段。

溃脓期是病情顺与逆的转折点。顺证：溃后声音清朗，脓血稀而渐少，腥臭味转淡，饮食知味，胸胁稍痛，身体不热，坐卧如常，脉象缓滑。逆证：溃后音嗄无力，脓血如败卤，腥臭异常，气喘，鼻煽，胸痛，坐卧不安，饮食少进，身热不退，颧红，爪甲青紫带弯，脉短涩或弦急，为肺叶腐败之恶候。

诊断依据

1. 临床表现 突发寒战高热，咳嗽胸痛，咯吐黏浊痰，经旬日左右，咯吐大量腥臭脓痰。

2. 验痰法 肺痈病人咳吐的脓血浊痰腥臭，吐在水中，沉者是痈脓，浮者是痰。

3. 验口味　肺痈病人吃生黄豆或生豆汁不觉其腥。

4. 体征　可见舌下生细粒。

辨证要点　辨证总属实热之证。初起及成痈阶段，为热毒瘀结在肺，邪盛证实。溃脓期，大量腥臭脓痰排出后，因痰热久蕴，肺之气阴耗伤，表现虚实夹杂之候。恢复期，则以阴伤气耗为主，兼有余毒不净。

病证鉴别

1. 肺痈与痰热蕴肺证。2. 肺痈与风温。

治疗　以祛邪为治疗原则，采用清热解毒，化瘀排脓的治法，脓未成应着重清肺消痈，脓已成需排脓解毒。

证治分类

1. 初期　恶寒发热，咳嗽，咯白色黏痰，痰量日渐增多，胸痛，咳则痛甚，呼吸不利，口干鼻燥，舌苔薄黄，脉浮数而滑。

证机概要：风热外袭，卫表不和，邪热壅肺，肺失清肃。治法：

疏风散热，清肺化痰。代表方：银翘散加减。常用药：银花、连翘、竹叶、芦根疏风清热解毒；桔梗、贝母、牛蒡子、前胡、甘草利肺化痰。

2. 成痈期　身热转甚，时时振寒，继则壮热，汗出烦躁，咳嗽气急，胸满作痛，转侧不利，咳吐浊痰，呈黄绿色，自觉喉间有腥味，口干咽燥，舌苔黄腻，脉滑数。

证机概要：热毒蕴肺，蒸液成痰，热壅血瘀，蕴酿成痈。治法：清肺解毒，化瘀消痈。代表方：千金苇茎汤合如金解毒散加减。常用药：冬瓜仁、苡仁、桃仁清化浊行瘀散结；黄芩、银花、鱼腥草、红藤、蒲公英、紫花地丁、甘草、芦根清肺解毒消痈。

3. 溃脓期　咳吐大量脓痰，或如米粥，或痰血相兼，腥臭异常，有时咯血，胸中烦满而痛，甚则气喘不能卧，身热面赤，烦渴喜饮，舌苔黄腻，舌质红，脉滑数或数实。

证机概要：热壅血瘀，血败肉腐，痈肿内溃，脓液外泄。治法：排脓解毒。代表方：加味桔梗汤加减。常用药：桔梗、苡仁、冬瓜子排脓散结化浊；鱼腥草、金荞麦根、败酱草清热解毒排脓；金银花、黄芩、芦根以清肺热。

4. 恢复期　身热渐退，咳嗽减轻，痰液转为清稀，精神渐振，食纳好转。或有胸胁隐痛，难以平卧，气短，自汗盗汗，午后潮热，心烦，口燥咽干，面色无华，形体消瘦，舌质红或淡红，苔薄，脉细或细数无力。

证机概要：邪毒渐去，肺体损伤，阴伤气耗，或为邪恋正虚。治法：清养补肺。代表方：沙参清肺汤或桔梗杏仁煎加减。常用药：沙参、麦冬、百合、玉竹滋阴润肺；党参、太子参、黄芪益气生肌；当归养血和营；贝母、冬瓜仁清肺化痰。

肺痨

肺痨是具有传染性的慢性虚弱疾患，以咳嗽、咯血、潮热、盗汗及身体逐渐消瘦为主要临床特征。

病因　外因指痨虫传染，内因指正气虚弱，两者往往互为因果。

病理性质 主要为阴虚，并可导致气阴两虚，甚则阴损及阳。

诊断依据

1. 有与肺痨病人的长期密切接触史。

2. 以咳嗽、咯血、潮热、盗汗及形体明显消瘦为主要临床表现。

3. 初期病人仅感疲劳乏力、干咳、食欲不振，形体逐渐消瘦。

治疗 当以补虚培元和抗痨杀虫为原则。调补脏器重点在肺，并应注意脏腑整体关系，同时补益脾肾。

证治分类

1. 肺阴亏损证 干咳、咳声短促，或咯少量黏痰，痰中带血丝或血点，色鲜红，胸部隐隐闷痛，午后自觉手足心热，或见少量盗汗，皮肤干灼，口干咽燥，疲倦乏力，纳食不香，苔薄白，边尖红，脉细数。

证机概要：阴虚肺燥，肺失滋润，肺伤络损。治法：滋阴润肺。代表方：月华丸加减。常用药：北沙参、麦冬、天冬、玉竹、百合等滋阴补肺，白芨补肺生肌止血；百部润肺止咳，抗痨杀虫。

2. 虚火灼肺证　呛咳气急，痰少质黏，或吐痰黄稠量多，时时咯血，血色鲜红，混有泡沫痰涎，午后潮热，骨蒸，五心烦热，形体日益消瘦，舌干而红，苔薄黄而剥，脉细数。

证机概要：肺肾阴伤，水亏火旺，燥热内灼，络损血溢。治法：滋阴降火。代表方：百合固金汤合秦艽鳖甲散加减。常用药：南沙参、北沙参、麦冬、玉竹、百合养阴润肺止咳；百部、白芨补肺止血，抗痨杀虫；生地、五味子、玄参、阿胶、龟板、冬虫夏草养肺肾之阴。

3. 气阴耗伤证　咳嗽无力，气短声低，咳痰清稀色白，量较多，偶或夹血，或咯血，午后潮热，伴有畏风，怕冷，自汗与盗汗可并见，舌质光淡，边有齿印，苔薄，脉细弱而数。

证机概要：阴伤气耗，肺脾两虚，肺气不清，脾虚不健。治法：益气养阴。代表方：保真汤或参苓白术散加减。常用药：党参、黄芪、白术、山药、甘草补肺益脾，培土生金；北沙参、麦冬滋养肺阴；地黄、阿胶、五味子、冬虫夏草滋肾水以润肺燥；白芨、百合补肺止咳，抗痨杀虫；紫菀、款冬花、苏子温润肺金，止咳化痰。

4. 阴阳虚损证　咳逆喘息，少气，咳痰色白有沫，或夹血丝，血色暗淡，潮热，自汗，盗汗，声嘶或失音，面浮肢肿，心慌，唇紫，肢冷，形寒，或见五更泄泻，口舌生糜，大肉尽脱，男子遗精阳痿，女子经闭，苔黄而剥，舌质光淡隐紫，少津，脉微细而数，或虚大无力。

证机概要：阴伤及阳，精气虚竭，肺、脾、肾三脏俱损。治法：滋阴补阳。代表方：补天大造丸加减。常用药：人参、黄芪、白术、山药补益肺脾之气；麦冬、生地、五味子滋养肺肾之阴；阿胶、当归、枸杞子、山萸肉、龟板培补阴精；紫河车、鹿角胶助真阳而填精髓。

肺胀

肺胀是多种慢性肺系疾患反复发作，迁延不愈，导致肺气胀满，不能敛降的一种病证。临床表现为胸部膨满，憋闷如塞，喘息上气，咳嗽痰多，烦躁，心悸，面色晦暗，或唇甲紫绀，脘腹胀满，肢体浮肿等。其病程缠绵，时轻时重，经久难愈，严重者可出现神昏、痉厥、出血、喘脱等危重证候。

病因 久病肺虚，感受外邪。

病机 病变首先在肺，继则影响脾、肾，后期病及于心。病理性质多属标实本虚，但有偏实、偏虚的不同，且多以标实为急。外感诱发时则偏于邪实，平时偏于本虚。

诊断依据

1. 有慢性肺系疾患病史多年，反复发作。
2. 常因外感而诱发。
3. 临床咳逆上气，痰多，喘息，动则加剧。胸廓隆起如桶状，叩之呈过清音。
4. 日久可见心慌动悸，面唇紫绀，脘腹胀满，肢体浮肿，严重者可出现喘脱。

治疗 应抓住治标、治本两个方面。标实者，根据病邪的性质，分别采取祛邪宣肺，降气化痰，温阳利水，甚或开窍、息风、止血等法。本虚者，当以补养心肺、益肾健脾为主，或气阴兼调，或阴阳两顾。正气欲脱时则应扶正固脱，救阴回阳。

证治分类

1. 痰浊壅肺证　胸膺满闷，短气喘息，咳嗽痰多，色白黏腻或呈泡沫，脘痞纳少，倦怠乏力，舌暗，苔薄腻或浊腻，脉小滑。

证机概要：肺虚脾弱，痰浊内生，上逆于肺，肺失宣降。治法：化痰降气，健脾益肺。代表方：苏子降气汤合三子养亲汤加减。常用药：苏子、前胡、白芥子化痰降逆平喘；半夏、厚朴、陈皮燥湿化痰，行气降逆；白术、茯苓、甘草运脾和中。

2. 痰热郁肺证　咳逆，喘息气粗，胸满，烦躁，痰黄或白，黏稠难咯，身热，微恶寒，有汗不多，口渴欲饮，溲赤，便干，舌边尖红，苔黄或黄腻，脉数或滑数。

证机概要：痰浊内蕴，郁而化热，痰热壅肺，清肃失司。治法：清肺化痰，降逆平喘。代表方：越婢加半夏汤或桑白皮汤加减。常用药：麻黄宣肺平喘；黄芩、石膏、桑白皮清泄肺中郁热；杏仁、半夏、苏子化痰降逆平喘。

3. 痰蒙神窍证　神志恍惚，表情淡漠，谵妄，烦躁不安，撮空理线，嗜睡，甚则昏迷或伴肢体瞤动、抽搐，咳逆喘促，咳痰不爽，苔白腻或黄腻，舌质暗红或淡紫，脉细滑数。

证机概可：痰蒙神窍，引动肝风。治法：涤痰，开窍，息风。代表方：涤痰汤加减。常用药：橘红、半夏、茯苓、胆南星涤痰息风；竹茹、枳实清热化痰利膈；菖蒲、远志、郁金开窍化痰降浊。另可配服至宝丹或安宫牛黄丸以清心开窍。

4. 阳虚水泛证　心悸，喘咳，咯痰清稀，面浮，下肢浮肿，甚则一身悉肿，腹部胀满有水，纳差，尿少，苔白滑，舌胖质黯，脉沉细。

证机概要：心肾阳虚，水饮内停。治法：温肾健脾，化饮利水。代表方：真武汤合五苓散加减。常用药：附子、桂枝温肾通阳；茯苓、白术、猪苓、泽泻、生姜健脾利水；赤芍活血化瘀。

5. 肺肾气虚证　呼吸浅短难续，声低气怯，张口抬肩，倚息不能平卧，痰白如沫，咯吐不利，胸闷心慌，或腰膝酸软，舌淡或黯紫，脉沉细数无力，或有结代。

证机概要：肺肾两虚，气失摄纳。治法：补肺纳肾，降气平喘。代表方：平喘固本汤合补肺汤加减。常用药：党参、黄芪、炙甘草补肺；冬虫夏草、熟地、胡桃肉、脐带益肾；五味子收敛肺气；沉香、磁石纳气归原；紫菀、冬花、苏子、半夏、橘红化痰降气。

肺痿

肺痿是指肺叶痿弱不用，临床以咳吐浊唾涎沫为主症，为肺脏的慢性虚损性疾患。

病因　久病损肺，误治津伤。

病机　本病发病机理，总缘肺脏虚损，津气严重耗伤，以致肺叶枯萎。病理性质有肺燥津伤，肺气虚冷之分。

诊断依据

1. 临床以咳吐浊唾液为主症。唾呈细沫稠黏，或白如雪，或带白丝，咳嗽，或不咳，气短，动则气喘。

2. 常伴有面色㿠白或青苍，形体瘦削，神疲，头晕，或时有寒热等全身症状。

3. 有多种慢性肺系或病史，久病体虚。

治疗 以补肺生津为原则。

证治分类

1. 虚热证 证机概要：肺阴亏耗，虚火内炽，灼津为痰。治法：滋阴清热，润肺生津。代表方：麦门冬汤合清燥救肺汤加减。常用药：太子参、甘草、大枣、粳米益气生津，甘缓补中；桑叶、石膏清泄肺经燥热；阿胶、麦冬、胡麻仁滋肺养阴；杏仁、半夏、枇杷叶化痰止咳，下气降逆。

2. 虚寒证 证机概要：肺气虚寒，气不化津，津反为涎。治法：温肺益气。代表方：甘草干姜汤或生姜甘草汤加减。常用药：甘草、干姜温补肺脾；人参、白术、茯苓、大枣甘温补脾，益气生津。

心悸

心悸是指病人自觉心中悸动，惊惕不安，甚则不能自主的一种病证，临床一般多呈发作性，每因情志波动或劳累过度而发作，且常伴胸闷、气短、失眠、健忘、眩晕、耳鸣等症。病情较轻者为惊悸，病情较重者为怔忡，可呈持续性。

病因　体虚劳倦，七情所伤，感受外邪，药食不当。

病机　不外于气血阴阳亏虚，心失所养，或邪扰心神，心神不宁。其病位在心，而与肝、脾、肾、肺四脏密切相关。心悸的病理性质主要有虚实两方面。虚者为气、血、阴、阳亏损，使心失滋养，而致心悸；实者多由痰火扰心，水饮上凌或心血瘀阻，气血运行不畅所致。

诊断依据

1. 自觉心搏异常，或快速，或缓慢，呈阵发性或持续不解，神情紧张，心慌不安，不能自主。

2. 伴有胸闷不舒，易激动，心烦寐差。

3. 可见数、促、结、代、缓、沉、迟等脉象。

4. 常由情志刺激如惊恐、紧张及劳倦、饮酒、饱食等因素诱发。

辨证要点 心悸的辨证应分虚实，虚者系指脏腑气血阴阳亏虚，实者多指痰饮、瘀血、火邪上扰。初起以心气虚为常见，病久阳虚者则表现为心阳不振，脾肾阳虚，甚或水饮凌心之证；阴虚血亏者多表现为肝肾阴虚，心肾不交等证。若阴损及阳，或阳损及阴，可出现阴阳俱损之候。若病情恶化，心阳暴脱，可出现厥脱等危候。

治疗 虚证予以补气、养血、滋阴、温阳；实证则应祛痰、化饮、清火、行瘀。

证治分类

1. *心虚胆怯证* 心悸不宁，善惊不宁，坐卧不安，不寐多梦而易惊醒，恶闻声响，食少纳呆，苔薄白，脉细略数或细弦。

证机概要：气血亏损，心虚胆怯，心神失养。治法：镇惊定志，养心安神。代表方：安神定志丹加减。常用药：琥珀、龙齿镇惊安神；酸枣仁、远志、茯神养心；人参、茯苓、山药益气壮胆；天冬、生地黄、熟地黄滋阴养血；肉桂鼓舞气血生长；五味子收敛心气。

2. **心血不足证** 心悸气短，头晕目眩，失眠健忘，面色无华，倦怠乏力，纳呆食少，舌淡红，脉细弱。

证机概要：心血亏耗，心失所养，心神不宁。治法：补血养心，益气安神。代表方：归脾汤加减。常用药：黄芪、人参、白术、炙甘草益气健脾；熟地黄、当归、龙眼肉补养心血；茯神、远志、酸枣仁宁心安神；木香理气醒脾，使补而不滞。

3. **阴虚火旺证** 心悸易惊，心烦失眠，五心烦热，口干，盗汗，伴耳鸣腰酸，头晕目眩，舌红少津，苔少或无，脉象细数。

证机概要：肝肾阴虚，水不济火，心火内动，扰动心神。治法：滋阴清火，养心安神。代表方：天王补心丹合朱砂安神丸加减。常用药：生地、玄参、天冬、麦冬滋阴清热；当归、丹参补血养心；人参、炙甘草补益心气；黄连清热泻火；朱砂、茯苓、柏子仁、炒枣仁、远志安养心神；五味子敛心气；桔梗载药上行，以通心气。

4. 心阳不振证　心悸不安，胸闷气短，动则尤甚，面色苍白，形寒肢冷，舌淡苔白，脉象虚弱或沉细无力。

证机概要：心阳虚衰，无以温养心神。治法：温补心阳，安神定悸。代表方：桂枝甘草龙骨牡蛎汤合参附汤加减。常用药：桂枝、附子温补心阳；人参、黄芪益气助阳；麦冬、枸杞子滋阴（阳得阴助则生化无穷）；炙甘草益气养心；龙骨、牡蛎重镇安神定惊。

5. 水饮凌心证　心悸眩晕，胸闷痞满，渴不欲饮，小便短少，或

下肢浮肿，舌淡胖，苔白滑，脉象弦滑或沉细而滑。

证机概要：脾肾阳虚，水饮内停，上凌于心，扰乱心神。治法：振奋心阳，化气行水，宁心安神。代表方：苓桂术甘汤加减。常用药：茯苓、猪苓、泽泻、车前子淡渗利水；桂枝、炙甘草通阳化气；人参、白术、黄芪健脾益气助阳；远志、茯神、酸枣仁养心安神。

6. 痰火扰心证　心悸时发时止，受惊易作，胸闷烦躁，失眠多梦，口干苦，大便秘结，小便短赤，舌红，苔黄腻，脉弦滑。

证机概要：痰浊停聚，郁久化火，痰火扰心，心神不安。治法：

清热化痰，宁心安神。代表方：黄连温胆汤加减。常用药：栀子、黄连苦寒泻火，清心除烦；竹茹、半夏、胆南星、全栝楼、陈皮清化痰热，和胃降逆；生姜、枳实下气行痰；远志、石菖蒲、酸枣仁、生龙牡宁心安神。

7. 瘀阻心脉证　心悸不安，胸闷不舒，心痛时作，痛如针刺，唇甲青紫，舌质紫暗或有瘀斑，脉涩或结或代。

证机概要：血瘀气滞，心脉瘀阻，心阳被遏，心失所养。治法：活血化瘀，理气通络。代表方：桃仁红花煎合桂枝甘草龙骨牡蛎汤。常用药：桃仁、红花、丹参、赤芍、川芎活血化瘀；香附、延胡索、青皮理气通脉止痛；当归、生地养血活血；桂枝、甘草以通心阳；龙骨、牡蛎重镇安神。

胸痹

胸痹是指以胸部闷痛，甚则胸痛彻背，喘息不得卧为主症的一种疾病。轻者仅感胸闷如窒，呼吸欠畅，重者则有胸痛，严重者心痛彻背，背痛彻心。

病因 寒邪内侵，饮食失调，情志失调，劳倦内伤，年迈体虚。

病机 主要病机为心脉痹阻，病位在心，涉及肝、脾、肾等脏。临床主要表现为本虚标实，虚实夹杂。本虚有气虚、气阴两虚及阳气虚衰；标实有血瘀、寒凝、痰浊、气滞。

诊断依据

1. 膻中或心前区憋闷疼痛，甚则痛彻左肩背、左上臂内侧等部位，常伴有心悸、气短、自汗，甚则喘息不得卧。

2. 胸闷胸痛一般几秒到几十分钟可缓解。

3. 多见于中年以上。

病证鉴别

1. 悬饮、胸痹。2. 胃脘痛胸痹。3. 真心痛。

治疗 应先治其标，后治其本，发作期以标实为主，缓解期以本虚为主。

证治分类

1. 心血瘀阻证　心胸疼痛，如刺如绞，痛有定处，入夜为甚，甚则心痛彻背，伴有胸闷，可因暴怒、劳累而加重，舌质紫暗，有瘀斑，苔薄，脉弦涩。

证机概要：血行瘀滞，胸阳痹阻，心脉不畅。治法：活血化瘀，通脉止痛。代表方：血府逐瘀汤加减。常用药：川芎、桃仁、红花、赤芍活血化瘀，和营通脉；柴胡、桔梗、枳壳、牛膝调畅气机，行气活血；当归、生地补养阴血；降香、郁金理气止痛。

2. 气滞心胸证　心胸满闷，隐痛阵发，痛有定处，遇情志不遂时容易诱发或加重，或兼有脘腹胀闷，得嗳气或矢气则舒，苔薄或薄腻，脉细弦。

证机概要：肝失疏泄，气机郁滞，心脉不和。治法：疏肝理气，活血通络。代表方：柴胡疏肝散加减。常用药：柴胡、枳壳疏肝理气；香附、陈皮理气解郁；川芎、赤芍活血通脉。

3. 痰浊闭阻证　胸闷重而心痛微，痰多气短，肢体沉重，形体肥胖，伴有倦怠乏力，纳呆便溏，咯吐痰涎，舌体胖大且边有齿痕，苔浊腻或白滑，脉滑。

证机概要：痰浊盘踞，胸阳失展，气机痹阻，脉络阻滞。治法：通阳泄浊，豁痰宣痹。代表方：栝蒌薤白半夏汤合涤痰汤加减。常用药：栝楼、薤白化痰通阳，行气止痛；半夏、胆南星、竹茹清化痰热；人参、茯苓、甘草健脾益气；石菖蒲、陈皮、枳实理气宽胸。

4. 寒凝心脉证　卒然心痛如绞，心痛彻背，喘不得卧，多因气候骤冷或骤感风寒而发病或加重，伴形寒，甚则手足不温，胸闷气短，心悸，面色苍白，苔薄白，脉沉紧或沉细。

证机概要：素体阳虚，阴寒凝滞，气血痹阻，心阳不振。治法：辛温散寒，宣通心阳。代表方：枳实薤白桂枝汤合当归四逆汤加减。常用药：桂枝、细辛温散寒邪，通阳止痛；栝楼、薤白化痰通阳，行气止痛；当归、芍药、甘草养血活血；枳实、厚朴理气通脉；大枣健脾和营。

5. 气阴两虚证　心胸隐痛，时作时休，心悸气短，动则益甚，伴倦怠乏力，声息低微，面色㿠白，易汗出，舌质淡红，舌体胖且边有齿痕，苔薄白，脉虚细缓或结代。

证机概要：心气不足，阴血亏耗，血行瘀滞。治法：益气养阴，活血通脉。代表方：生脉散合人参养荣汤加减。常用药：人参、黄芪、炙甘草大补元气，通经利脉；肉桂温通心阳；麦冬、玉竹滋养心阴；五味子收敛心气；丹参、当归养血活血。

6. 心肾阴虚证　心痛憋闷，心悸盗汗，虚烦不寐，腰酸膝软，头晕耳鸣，口干便秘，舌红少津，苔薄或剥，脉细数或促代。

证机概要：水不济火，虚热内灼，心失所养，血脉不畅。治法：滋阴清火，养心和络。代表方：天王补心丹合炙甘草汤加减。常用药：生地、玄参、天冬、麦冬滋水养阴，以降虚火；人参、炙甘草、茯苓补益心气；柏子仁、酸枣仁、五味子、远志交通心肾，养心安神；丹参、阿胶、当归、芍药身滋养心血而通心脉。

7. 心肾阳虚证　心悸而痛，胸闷气短，动则更甚，自汗，面色㿠白，神倦怯寒，四肢欠温或肿胀，舌质淡胖，边有齿痕，苔白或腻，脉沉细迟。

证机概要：阳气虚衰，胸阳不振，气机痹阻，血行瘀滞。治法：温补阳气，振奋心阳。代表方：参附汤合右归饮加减。常用药：人参大补元气；附子温补真阳；肉桂振奋心阳；炙甘草益气复脉；熟地、山萸肉、仙灵脾、补骨脂温养肾气。

不寐

不寐是以经常不能获得正常睡眠为特征的一类病证，主要表现为睡眠时间、深度的不足，轻者入睡困难，或寐而不酣，时寐时醒，或醒后不能再寐，重则彻夜不寐。

病因 饮食不节，情志失常，劳逸失调，病后体虚。

病机 总属阳盛阴衰，阴阳失交。其病位主要在心，与肝、脾、肾密切相关。若肝郁化火，或痰热内扰，神不安宅者以实证为主。心脾两虚，气血不足，或由心胆气虚，或由心肾不交，水火不济，心神失养，神不安宁，多属虚证。

诊断依据

1. 轻者入寐困难或寐而易醒，醒后不寐，连续 3 周以上，重者彻夜难眠。

2. 常伴有头痛、头昏、心悸、健忘、神疲乏力、心神不宁、多梦等症。

3. 本病证常有饮食不节、情志失常、劳倦、思虑过度、病后、体虚等病史。

4. 经各系统及实验检查，未发现有妨碍睡眠的其他器质性病变。

辨证要点　虚证多属阴血不足，心失所养，实证为邪热扰心。

治疗　当以补虚泻实，调整脏腑阴阳为原则。

证治分类

1. *痰热扰心证*　心烦不寐，胸闷脘痞，泛恶嗳气，伴口苦，头重，目眩，舌偏红，苔黄腻，脉滑数。

证机概要：湿食生痰，郁痰生热，扰动心神。治法：清化痰热，和中安神。代表方：黄连温胆汤加减。常用药：半夏、陈皮、茯苓、枳实健脾化痰，理气和胃；黄连、竹茹清心降火化痰；龙齿、珍珠母、磁石镇惊安神。

2. 心脾两虚证　不易入睡，多梦易醒，心悸健忘，神疲食少，伴头晕目眩，四肢倦怠，腹胀便溏，面色少华，舌淡苔薄，脉细无力。

证机概要：脾虚血亏，心神失养，神不安舍。治法：补益心脾，养血安神。代表方：归脾汤加减。常用药：人参、白术、甘草益气健脾；当归、黄芪补气生血；远志、枣仁、茯神、龙眼肉补心益脾安神；木香行气舒脾。

3. 心肾不交证　心烦不寐，入睡困难，心悸多梦，伴头晕耳鸣，腰膝酸软，潮热盗汗，五心烦热，咽干少津，男子遗精，女子月经不调，舌红少苔，脉细数。

证机概要：肾水亏虚，不能上济于心，心火炽盛，不能下交于肾。治法：滋阴降火，交通心肾。代表方：六味地黄丸合交泰丸加减。常用药：熟地黄、山药、山萸肉滋补肝肾，填精益髓；茯苓、泽泻、丹皮健脾渗湿，清泄相火；黄连清心降火；肉桂引火归原。

4. 肝火扰心证　不寐多梦，甚则彻夜不眠，急躁易怒，伴头晕头胀，目赤耳鸣，口干而苦，不思饮食，便秘溲赤，舌红苔黄，脉弦而数。

证机概要：肝郁化火，上扰心神。治法：疏肝泻火，镇心安神。代表方：龙胆泻肝汤加减。常用药：龙胆草、黄芩、栀子清肝泻火；泽泻、车前子清利湿热；生地、当归滋阴养血；柴胡疏畅肝胆之气；甘草和中；生龙骨、生牡蛎、灵磁石镇心安神。

5. 心胆气虚证　虚烦不寐，触事易惊，终日惕惕，胆怯心悸，伴气短自汗，倦怠乏力，舌淡，脉弦细。

证机概要：心胆虚怯，心神失养，神魂不安。治法：益气镇惊，安神定志。代表方：安神定志丸合酸枣仁汤加减。常用药：茯神、人参、甘草益心胆之气；茯神、远志、龙齿、石菖蒲化痰宁心，镇惊安神；川芎、酸枣仁调血养心；知母清热除烦。

癫狂

癫狂为临床常见的精神失常疾病。癫病以精神抑郁，表情淡漠，沉默痴呆，语无伦次，静而多喜为特征。狂病以精神亢奋，狂躁不安，喧扰不宁，骂詈毁物，动而多怒为特征。

病因　七情内伤，饮食失节，先天不足。

病机　病理因素以气、痰、火、瘀为主。癫为痰气郁结，蒙蔽神机；狂为痰火上扰，神明失主。

诊断依据

1. 精神抑郁，表情淡漠，静而少动，沉默痴呆，或喃喃独语，语无伦次；或突然狂奔，躁扰不宁，呼号打骂，不避亲疏。

2. 有癫狂的家族史，或脑外伤史，多发于青壮年女性，素日性格内向，近期情志不遂，或突遭变故，惊恐而心绪不宁。

3. 排除药物、中毒、热病原因所致。

病证鉴别

1. 癫证与郁病。2. 癫证与痴呆。3. 癫证与狂。4. 狂证与蓄血证。

证治分类

（一）癫证

1. 痰气郁结证　精神抑郁，表情淡漠，沉默痴呆，时时太息，言语无序，多疑多虑，喜怒无常，不思饮食，舌红苔腻而白，脉弦数。

证机概要：肝气郁滞，脾失健运，痰郁气结，蒙蔽神窍。治法：理气解郁，化痰醒神。代表方：逍遥散合顺气导痰汤加减。常用药：柴胡、当归、白芍疏肝养血；白术、茯苓、甘草健脾益气；半夏、陈皮、胆南星理气化痰；郁金、石菖蒲解郁醒神。

2. 心脾两虚证　神思恍惚，魂梦颠倒，心悸易惊，善悲欲哭，肢体困乏，言语无序，舌淡，苔薄白，脉沉细无力。

证机概要：癫证日久，脾失健运，生化乏源，气血俱衰，心神失养。治法：健脾益气，养心安神。代表方：养心汤合越鞠丸加减。常用药：人参、黄芪、甘草健脾益气；香附、神曲、苍术、茯苓醒脾化湿；当归、川芎养心补血；远志、柏子仁、酸枣仁、五味子宁心安神。

（二）狂证

1. 痰火扰神证　性情急躁，头痛失眠，两目怒视，面红目赤，突发狂乱无知，不避亲疏，逾垣上屋，或毁物伤人，不食不眠，舌质红绛，苔多黄腻或黄燥而垢，脉弦大滑数。

证机概要：五志化火，痰随火升，痰热上扰清窍，神明昏乱。治法：清心泻火，涤痰醒神。代表方：生铁落饮加减。常用药：龙胆草、黄连、连翘清泻心肝实火；胆南星、贝母、橘红、竹茹清涤痰浊；菖蒲、远志、茯神宣窍安神；生铁落、朱砂镇心宁神；天冬、麦冬、丹参、玄参养心血，固心阴，活瘀血，以防火热伤阴之弊。

2. 痰热瘀结证　癫狂日久不愈，面色晦滞而秽，情绪躁扰不安，多言不序，甚至登高而歌，弃衣而走，妄见妄闻，心悸而烦，舌质紫暗，有瘀斑，少苔或薄黄苔干，脉弦细或细涩。

证机概要：气郁日久，痰结日深，血气凝滞，瘀热互结，神窍被塞。治法：豁痰化瘀，调畅气血。代表方：癫狂梦醒汤加减。常用药：半夏、胆南星、陈皮理气豁痰；柴胡、香附、青皮疏肝理气；桃仁、赤芍、丹皮活血化瘀。

3. 火盛阴伤证　证机概要：心肝郁火，或阳明腑热久羁，耗津伤液，心肾失调，阴虚火旺，神明受扰。治法：育阴潜阳，交通心肾。代表方：二阴煎合琥珀养心丹加减。常用药：川黄连、黄芩清心泻火；生地黄、麦冬、玄能、阿胶、生白芍滋阴养血，共奏泻南补北之用；人参、茯苓、酸枣仁、柏子仁、远志、石菖蒲交通心肾，安神定志；生龙齿、琥珀、朱砂镇心安神。

痫病

痫病是一种反复发作性神志异常的病证，亦称“癫痫”，俗称“羊痫风”。临床以突然意识丧失，甚则仆倒，不省人事，强直抽搐，口吐涎沫，两目上视或口中怪叫，移时苏醒，一如常人为特征。

病因　七情失调，先天因素，脑部外伤，其他。

病机 病理因素总以痰为主，其中痰浊内阻，脏气不平，阴阳偏胜，神机受累，元神失控是病机的关键所在。

治疗 频繁发作，以治标为主，着重清泻肝火，豁痰息风，开窍定痫；平时则补虚以治其本，宜益气养血，健脾化痰，滋补肝肾，宁心安神。

证治分类

1\. 风痰闭阻证 证机概要：痰浊素盛，肝阳化风，痰随风动，风痰闭阻，上扰清窍。治法：涤痰息风，开窍定痫。代表方：定痫丸加减。常用药：天麻、全蝎、僵蚕平肝息风止痉；川贝、胆南星、竹沥、石菖蒲涤痰开窍而降逆；琥珀、茯神、远志、辰砂镇心安神定痫；茯苓、陈皮健脾益气化痰；丹参理血化瘀通络。

2\. 痰火扰神证 证机概要：痰浊蕴结，气郁化火，痰火内盛，上扰脑神。治法：清热泻火，化痰开窍。代表方：龙胆泻肝汤。常用药：龙胆草、青黛、芦荟直入肝经而泻肝火；黄芩、栀子、大黄通泄上中下三焦之火；半夏、胆南星、木香、枳实理气涤痰；茯苓、橘红、人参健脾益气化痰；石菖蒲、麝香清心开窍；当归和血养肝。

3. 瘀阻脑络证　证机概要：瘀血阻窍，脑络闭塞，脑神失养而风动。治法：活血化瘀，息风通络。代表方：通窍活血汤加减。常用药：桃仁、红花、赤芍、川芎活血化瘀；麝香、老葱通阳开窍，活血通络；地龙、僵蚕、全蝎息风定痫。

4. 心脾两虚证　证机概要：痫发日久，耗伤气血，心脾两伤，心神失养。治法：补益气血，健脾宁心。代表方：六君子汤合归脾汤加减。常用药：人参、白术、茯苓、甘草健脾益气、助运化；陈皮、姜半夏理气化痰降逆；当归、丹参、熟地黄养血和血；酸枣仁养心安神；远志、五味子敛心气，宁心神。

5. 心肾亏虚证　证机概要：痫病日久，心肾精血亏虚，髓海不足，脑失所养。治法：补益心肾，潜阳安神。代表方：左归丸合天王补心丹加减。常用药：熟地黄、山药、山萸肉、菟丝子、枸杞子补益肝肾；鹿角胶、龟板胶峻补精血；川牛膝补肾强腰；生牡蛎、鳖甲滋阴潜阳。

痴呆

痴呆是由髓减脑消，神机失用所导致的一种神志异常的疾病，以呆傻愚笨，智能低下，善忘等为主要临床表现。

病因 年迈体虚，情志所伤，久病耗损。

病机 髓海不足，神机失用。

治疗 当以开郁逐痰、活血通窍、平肝泻火治其标，补虚扶正、充髓养脑治其本。

证治分类

1. 髓海不足证 智能减退，记忆力、计算力、定向力、判断力明显减退，神情呆钝，词不达意，头晕耳鸣，懈惰思卧，齿枯发焦，腰酸骨软，步履艰难，舌瘦色淡，苔薄白，脉沉细弱。治法：补肾益髓，填精养神。代表方：七福饮加减。常用药：熟地黄滋阴补肾；鹿角胶、龟板胶、阿胶、紫河车、猪脊髓补髓填精；当归养血补肝；人参、白术、甘草益气健脾；远志、杏仁、石菖蒲宣窍化痰。

2. 脾肾两虚证　表情呆滞，沉默寡言，记忆力减退，失认失算，口齿含糊，词不达意，伴腰膝酸软，肌肉萎缩，食少纳呆，气短懒言，口涎外溢，四肢不温，腹痛喜按，鸡鸣泄泻，舌质淡白，舌体胖大，苔白或舌红，苔少或无苔，脉沉细弱，双尺尤甚。治法：补肾健脾，益气生精。代表方：还少丹加减。常用药：熟地、枸杞子、山萸肉滋阴补肾；肉苁蓉、巴戟天、小茴香肾命火，补肾气；杜仲、怀牛膝、楮石子补益肝肾；党参、白术、茯苓、山药、大枣益气健脾；石菖蒲、远志、五味子宣窍安神。

3. 痰浊蒙窍证　表情呆钝，智力减退，苦笑无常，喃喃自语，或终日不语，呆若木鸡，伴不思饮食，脘腹胀满，痞满不适，口多涎沫，头重如裹，舌质淡，苔白腻，脉滑。治法：豁痰开窍，健脾化浊。代表方：涤痰汤加减。常用药：半夏、陈皮、茯苓、枳实、竹茹理气化痰，和胃降逆；制南星去胶结之顽痰；石菖蒲、远志、郁金开窍化浊；甘草、生姜补中和胃。

4. 瘀血内阻证　表情呆钝，言语不利，善忘，易于惊恐，思维异常，行为古怪，伴肌肤甲错，口干不欲饮，双目晦暗，舌质暗或有瘀点瘀斑，脉细涩。治法：活血化瘀，开窍醒脑。代表方：通窍活血汤加减。常用药：麝香芳香开窍，活血散结通络；当归、桃仁、红花、赤芍、川芎、丹参活血化瘀；葱白、生姜、菖蒲、郁金通阳宣窍。

厥证

厥证是以突然昏倒，不省人事，四肢逆冷为主要临床表现的一种病证。

病因　主要有情志内伤、体虚劳倦、亡血失津、饮食不节等方面。

病机　主要是气机突然逆乱，升降乖戾，气血阴阳不相顺接。

病理转归　主要有三：一是阴阳气血相失，进而阴阳离绝，发展为一厥不复之死证。二是阴阳气血失常，或为气血上逆，或为中气下陷，或气血痰浊内闭，气机逆乱而阴阳尚未离绝，此类厥证之生死，取决于正气来复与否及治疗措施是否及时、得当。三是表现为各种证候之间的转化。

诊断依据

1. 临床表现为突然昏仆，不省人事，或伴四肢厥冷。

2. 患者在发病之前，常有先兆症状，如头晕、视物模糊、面色苍白、出汗等，而后突然昏仆，不知人事，移时苏醒。发病时常伴有恶心、汗出，或伴有四肢厥冷，醒后头晕、疲乏、口干，但无失语、瘫痪等后遗症。

3. 应了解有无类似病证发生，查询发病原因。发病前无明显的精神刺激、情绪波动的因素，或有大失血病史，或有暴饮暴食、或有痰盛宿疾。

病证鉴别

1. 厥证与眩晕。2. 厥证与中风。3. 厥证与痫证。4. 厥证与昏迷。

治疗 醒神回厥是主要的治疗原则。实证：开窍、化痰、辟秽而醒神。虚证：益气、回阳、救逆而醒神。

证治分类

（一）气厥

1. **实证** 由情志异常、精神刺激而诱发空然昏倒，不知人事，四肢厥冷，呼吸气粗，口噤拳握，舌苔薄白，脉浮或沉弦。

证机概要：肝郁不舒，气机上逆，壅阻心胸，内闭神机。治法：开窍，顺气，解郁。代表方：通关散合五磨饮子加减。常用药：通关散以皂角辛温开窍；细辛走窜宣散，合用之以通诸窍；用沉香、乌药降气调肝；槟榔、枳实、木香行气批破滞；檀香、丁香、藿香理气宽胸。

2. **虚证** 发病前有明显的情绪紧张、恐惧、疼痛或站立过久等诱发因素，发作时眩晕昏仆，面色苍白，呼吸微弱，汗出肢冷，舌淡，脉沉细微。

证机概要：元气素虚，清阳不升，神明失养。治法：补气，回阳，醒神。代表方：生脉注射液、参附注射液、四味回阳饮。常用药：首先急用生脉注射液或参附注射液推注或点注，补气摄津醒神。

苏醒后可用四味回阳饮加味补气温阳；人参大补元气；附子、炮姜温里回阳；甘草和中缓急。

（二）血厥

1. 实证　多因急躁恼怒而发，突然昏倒，不醒人事，牙关紧闭，面赤唇紫，舌黯红，脉弦有利。

证机概要：怒而气上，血随气升，菀阻清窍。治法：平肝潜阳，理气通瘀。代表方：羚角钩藤汤或通瘀煎加减。常用药：可先吞服羚羊角粉，继用钩藤、桑叶、菊花、泽泻、生石决明平肝息风；乌药、青皮、香附、当归理气通瘀。

2. 虚证　常因失血过多，突然昏厥，面色苍白，口唇无华，四肢振颤，自汗肢冷，目陷口张，呼吸微弱，舌质淡，脉芤或细数无力。证机概要：血出过多，气随血脱，神明失养。治法：补养气血。代表方：急用独参汤灌服，继服人参养营汤。常用药：独参汤即重用一味人参，大补元气，所谓“有形之血不能速生，无形之气所当急固”。亦可用人参注射液、生脉注射液静脉推注或滴注。同时对急性失血过多者，应及时止血，并采取输血措施。缓解后急用人参养营汤补养气血，用人参、黄芪为主益气；当归、熟地养血；白芍、五味子敛阴；白术、茯苓、远志、甘草健脾安神；肉桂温养气血；生姜、大枣和中补血；陈皮行气。

（三）痰厥

素有咳喘宿痰，多湿多痰，恼怒或剧烈咳嗽后突然昏厥，喉中痰声，或呕吐涎沫，呼吸气粗，舌苔白腻，脉弦滑。

证机概要：肝郁肺痹，痰随气升，上闭清窍。治法：行气豁痰。代表方：导痰汤加减。陈皮、枳实理气降逆；半夏、胆南星、茯苓燥湿化痰；苏子、白芥子化痰降气。

胃痛

胃痛，又称胃脘痛，是以上腹胃脘部近心窝处疼痛为主症的病证。

病因病机　主要由外邪犯胃、饮食伤胃、情志不畅和脾胃素虚等，导致胃气郁滞，胃失和降，不通则痛。

诊断依据

1. 上腹近心窝处胃脘部发生疼痛为特征。

2. 常伴食欲不振，恶心呕吐，嘈杂泛酸，嗳气吞腐等上消化道症状。

3. 发病特点：以中青年居多，多有反复发作病史。

病证鉴别

1. 胃痛与真心痛。2. 胃痛与胁痛。3. 胃痛与腹痛。

治疗 以理气和胃止痛为主。邪盛以祛邪为急，正虚以扶正为先，虚实夹杂者，则当祛邪扶正并举。

证治分类

1. 寒邪客胃证 胃痛暴作，恶寒喜暖，得温痛减，遇寒加重，口淡不渴，或喜热饮，舌淡苔薄白，脉弦紧。

证机概要：寒凝胃脘，阳气被遏，气机阻滞。治法：温胃散寒，行气止痛。代表方：香苏散合良附丸加减。常用药：高良姜、吴茱萸温胃散寒；香附、乌药、陈皮、木香行气止痛。

2. 饮食伤胃证　胃脘疼痛，胀满拒按，嗳腐吞酸，或呕吐消化食物，其味腐臭，吐后痛，不思饮食，大便不爽，得矢气及便后稍舒，舌苔厚腻，脉滑。

证机概要：饮食积滞，阻塞胃气。治法：消食导滞，和胃止痛。代表方：保和丸加减。常用药：神曲、山楂、莱菔子消食导滞；茯苓、半夏、陈皮和胃化湿；连翘清热散结。

3. 肝气犯胃证　胃脘胀痛，痛连两胁，遇烦恼则痛作或痛甚，嗳气、矢气则痛舒，胸闷嗳气，喜长叹息，大便不畅，舌苔多薄白，脉弦。

证机概要：肝气郁结，横逆犯胃，胃气阻滞。治法：疏肝解郁，理气止痛。代表方：柴胡疏肝散加减。常用药：柴胡、芍药、川芎、郁金、香附疏肝解郁；陈皮、枳壳、佛手、甘草理气和中。

4. 湿热中阻证　胃脘疼痛，痛势急迫，脘闷灼热，口干口苦，口渴而不欲饮，纳呆恶心，小便色黄，大便不畅，舌红，苔黄腻，脉滑数。

证机概要：湿热蕴结，胃气痞阻。治法：清化湿热，理气和胃。代表方：清中汤加减。常用药：黄连、栀子清热燥湿；茯苓、半夏、白蔻祛湿健脾；陈皮、甘草理气和中。

5. 瘀血停胃证　胃脘疼痛，如针刺，似刀割，痛有定处，按之痛甚，痛时持久，食后加剧，入夜尤甚，或见吐血黑便，舌质紫黯或有瘀斑，脉涩。

证机概要：瘀停胃络，脉络壅滞。治法：化瘀通络，理气和胃。代表方：失笑散合丹参饮加减。常用药：丹参、蒲黄、五灵脂活血消瘀止痛；檀香、砂仁行气和胃。

6. 胃阴亏耗证　胃脘隐隐灼痛，似饥而不欲食，口燥咽干，五心烦热，消瘦乏力，口渴思饮，大便干结，舌红少津，脉细数。

证机概要：胃阴亏耗，胃失濡养。治法：养阴益胃，和中止痛。代表方：一贯煎合芍药甘草汤加减。常用药：沙参、麦冬、生地、枸杞子养阴益胃；当归养肝活血；川楝子理气止痛；芍药、甘草缓急止痛。

7. 脾胃虚寒证　胃痛隐隐，绵绵不休，喜温喜按，空腹痛甚，得食则缓，劳累或受凉后发作或加重，泛吐清水，神疲纳呆，四肢倦怠，手足不温，大便溏薄，舌淡苔白，脉虚弱或迟缓。

证机概要：脾虚胃寒，失于温养。治法：温中健脾，和胃止痛。代表方：黄芪建中汤加减。常用药：黄芪补中益气；桂枝、生姜温脾散寒；白芍、甘草、饴糖缓急止痛。

痞满

痞满是指以自觉心下痞塞，胸膈胀满，触之无形，按之柔软，压之无痛为主要症状的病证。

病因病机　因感受外邪、内伤饮食，情志失调等引起中焦气机不利，脾胃升降失职为导致本病发生的病机关键。痞满的基本病位在胃，与肝、脾的关系密切。病理性质不外虚实两端。

诊断依据

1. 临床以胃脘痞塞，满闷不舒为主症，并有按之柔软，压之不痛，望无胀形的特点。

2. 发病缓慢，时轻时重，反复发作，病程漫长。

3. 多由饮食、情志、起居、寒温等因素诱发。

病证鉴别

1. 痞满与胃痛。2. 痞满与鼓胀。3. 痞满与胸痹。4. 痞满与结胸。

治疗 以调理脾胃升降、行气除痞消满为基本法则。

证治分类

（一）实痞

1. 饮食内停证 脘腹痞闷而胀，进食尤甚，拒按，嗳腐吞酸，恶食呕吐，或大便不调，矢气频作，味臭如败卵，舌苔厚腻，脉滑。

证机概要：饮食停滞，胃腑失和，气机壅塞。治法：消食和胃，行气消痞。代表方：保和丸加减。常用药：山楂、神曲、莱菔子消食导滞，行气除胀；半夏、陈皮和胃化湿，行气消痞；茯苓健脾渗湿，和中止泻；连翘清热散结。

2. 痰湿中阻证 脘腹痞塞不舒，胸膈满闷，头晕目眩，身重困倦，呕恶纳呆，口淡不渴，小便不利，舌苔白厚腻，脉沉滑。

证机概要：痰浊阻滞，脾失健运，气机不和。治法：除湿化痰，理气和中。代表方：二陈平胃汤加减。常用药：制半夏、藿香、苍术燥湿化痰；陈皮、厚朴理气消胀；茯苓、甘草健脾和胃。

3. 湿热阻胃证　脘腹痞闷，或嘈杂不舒，恶心呕吐，口干不欲饮，口苦，纳少，舌红苔黄腻，脉滑数。

证机概要：湿热内蕴，困阻脾胃，气机不利。治法：清热化湿，和胃消痞。代表方：泻心汤合连朴饮加减。常用药：大黄泻热消痞，和胃开结；黄芩、黄连苦降泻热和阳；厚朴理气燥湿；石菖蒲芳香化湿，醒脾开胃；半夏和胃燥湿；芦根清热和胃，止呕除烦；栀子、淡豆豉清热除烦。

4. 肝胃不和证　脘腹痞闷，胸胁胀满，心烦易怒，善太息，呕恶嗳气，或吐苦水，大便不爽，舌质淡红，苔薄白，脉弦。

证机概要：肝气犯胃，胃气郁滞。治法：疏肝解郁，和胃消痞。代表方：越鞠丸合枳术丸加减。常用药：香附、川芎疏肝散结、行气活血；苍术、神曲燥湿健脾，消食化滞；栀子泻火解郁；枳实行气消痞；白术健脾益胃；荷叶升清养胃。

（二）虚痞

1. **脾胃虚弱证** 脘腹满闷，时轻时重，喜温喜按，纳呆便溏，神疲乏力，少气懒言，语声低微，舌质淡，苔薄白，脉细弱。

证机概要：胆胃虚弱，健运失职，升降失司。治法：补气健脾，升清降浊。代表方：补中益气汤加减。常用药：黄芪、党参、白术、炙甘草益气健脾，鼓舞脾胃清阳之气；升麻、柴胡升举清阳；当归养血和营以助脾；陈皮理气消痞。

2. **胃阴不足证** 脘腹痞闷，嘈杂，饥不欲食，恶心嗳气，口燥咽干，大便秘结，舌红少苔，脉细数。

证机概要：胃阴亏虚，胃失濡养，和降失司。治法：养阴益胃，调中消痞。代表方：益胃汤加减。常用药：生地、麦冬、沙参、玉竹养阴益胃；香橼疏肝理脾，消除心腹痞满。

呕吐

呕吐是指胃失和降，气逆于上，迫使胃中之物从口中吐出的一种病证。一般以有物有声谓之呕，有物无声谓之吐，无物有声谓之干呕，临床呕与吐常同时发生，故合称为呕吐。

病因 外邪犯胃，饮食不节，情志失调，病后体虚。

病机 呕吐的发病机理总为胃失和降，胃气上逆。

辨证要点 应首辨虚实。实证多由感受外邪、饮食停滞所致，虚证多属内伤，有气虚、阴虚之别。

诊断依据

1. 初起呕吐量多，吐出物多有酸腐气味，久病呕吐，时作时止，吐出物不多，酸臭气味不甚。

2. 新病邪实，呕吐频频，常伴有恶寒、发热、脉实有力。久病正虚，呕吐无力，常伴精神萎靡，倦怠无力，面色萎黄，脉弱无力等证。

3. 常有饮食不节，过食生冷，恼怒气郁，或久病不愈等病史。

病证鉴别

1. 呕吐与反胃。2. 呕吐与噎膈。3. 呕吐物的鉴别。

治疗 以和胃降逆为原则。

证治分类

（一）实证

1. 外邪犯胃证 突然呕吐，胸脘满闷，发热恶寒，头身疼痛，舌苔白腻，脉濡缓。

证机概要 外邪犯胃，中焦气滞，浊气上逆。治法：疏邪解表，化浊和中。代表方：藿香正气散加减。常用药：藿香、紫苏、白芷芳香化浊，散寒疏表；大腹皮、厚朴理气除满；半夏、陈皮和胃降逆止呕；茯苓、白术化湿健脾；生姜和胃止呕。

2. 食滞内停证 呕吐酸腐，脘腹胀满，嗳气厌食，大便或溏或结，舌苔厚腻，脉滑实。

证机概要：食积内停，气机受阻，浊气上逆。治法：消食化滞，和胃降逆。代表方：保和丸加减。常用药：山楂、神曲、莱菔子消食和胃；半夏、陈皮、茯苓理气降逆，安中止呕；连翘散结清热。

3. 痰饮内阻证　呕吐清水痰涎，脘闷不食，头眩心悸，舌苔白腻，脉滑。

证机概要：痰饮内停，中阳不振，胃气上逆。治法：温中化饮，和胃降逆。代表方：小半夏汤合苓桂术甘汤加减。常用药半夏燥湿化痰，和胃止呕；生姜温胃散寒而止呕；茯苓、白术、甘草健脾化湿；桂枝温化痰饮。

4. 肝气犯胃证　呕吐吞酸，嗳气频繁，胸胁胀痛，舌质红，苔薄腻，脉弦。

证机概要：肝气不疏，横逆犯胃，胃失和降。治法：疏肝理气，和胃降逆。代表方：四七汤加减。常用药：苏叶、厚朴理气宽中；半夏、生姜、茯苓、大枣和胃降逆止呕。

（二）虚证

1. 脾胃气虚证　食欲不振，食入难化，恶心呕吐，脘部痞闷，大便不畅，舌苔白滑，脉象虚弦。

证机概要：脾胃气虚，纳运无力，胃虚气逆。治法：健脾益气，和胃降逆。代表方：香砂六君子汤加减。常用药：党参、白术、茯苓、甘草健脾益气；半夏祛痰降逆，和胃止呕；陈皮、木香、砂仁理气降逆。

2. 脾胃阳虚证　饮食稍多即吐，时作时止，面色㿠白，倦怠乏力，喜暖恶寒，四肢不温，口干而不欲饮，大便溏薄，舌质淡，脉濡弱。

证机概要：脾胃虚寒，失于温煦，运化失职。治法：温中健脾，和胃降逆。代表方：理中汤加减。常用药：人参、白术健脾和胃；干姜、甘草甘温和中。

3. 胃阴不足证　呕吐反复发作，或时作干呕，似饥而不欲食，口燥咽干，舌红少津，脉象细数。

证机概要：胃阴不足，胃失濡润，和降失司。治法：滋养胃阴，降逆止呕。代表方：麦门冬汤加减。常用药：人参、麦冬、粳米、甘草滋养胃阴；半夏降逆止呕；大枣益气和中。

噎膈

噎膈是指吞咽食物哽噎不顺，饮食难下，或纳而复出的疾患。

病因病机 病因复杂，主要与七情内伤、酒食不节、久病年老有关，致使气、痰、瘀交阻，津气耗伤，胃失通降而成。

诊断依据

1. 轻症患者主要为胸骨后不适，烧灼感或疼痛，食物通过有停滞感或轻度梗塞感，咽部干燥或有紧缩感。

2. 重症患者见持续性、进行性吞咽困难，咽下梗阻即吐，吐出黏液或白色泡沫黏痰，严重时伴有胸骨后或背部肩胛区持续性钝痛，进行性加重。

3. 病人常有情志不畅、酒食不节、年老肾虚等病史。

病证鉴别

1. 噎膈与反胃。2. 噎膈与梅核气。

证治分类

1. 痰气交阻证　吞咽梗阻，胸膈痞满，甚则疼痛，情志舒畅时稍可减轻，情志抑郁时则加重，嗳气呃逆，呕吐痰涎，口干咽燥，大便艰涩，舌质红，苔薄腻，脉弦滑。

证机概要：肝气郁结，痰湿交阻，胃气上逆。治法：开郁化痰，润燥降气。代表方：启膈散加减。常用药：郁金、砂仁壳、丹参开郁利气；沙参、贝母润燥化痰；茯苓健脾和中；荷叶蒂和胃降逆；杵头糠治卒噎。

2. 瘀血内结证　饮食难下，或虽下而复吐出，甚或呕出物如赤豆汁，胸膈疼痛，固着不移，肌肤枯燥，形体消瘦，舌质紫暗，脉细涩。

证机概要：蓄瘀留着，阻滞食道，通降失司，肌肤失养。治法：滋阴养血，破血行瘀。代表方：通幽汤加减。常用药：生熟地、当归滋阴养血；丹参、三七、桃仁、红花活血化瘀；五灵脂、乳香、没药、蜣螂活血破瘀止痛；海藻、昆布、贝母软坚化痰。

3. 津亏热结证　食入格拒不下，入而复出，甚则水饮难进，心烦口干，胃脘灼热，大便干结如羊屎，形体消瘦，皮肤干枯，小便短赤，舌质光红，干裂少津，脉细数。

证机概要：气郁化火，阴津枯竭，虚火上逆，胃失润降。治法：滋阴养血，润燥生津。代表方：沙参麦冬汤加减。常用药：沙参、麦科、天花粉、玉竹滋阴养血增液；乌梅、芦根、白蜜生津润肠；生姜汁、竹茹化痰止呕；半枝莲清热解毒散结。

4. 气虚阳微证　水饮不下，泛吐多量黏液白沫，面浮足肿，面色晄白，形寒气短，精神疲惫，腹胀，舌质淡，苔白，脉细弱。

证机概要：脾肾阳虚，中阳衰微，温煦失职，气不化津。治法：温补脾肾。代表方：补气运脾汤加减。常用药：党参、黄芪、茯苓、甘草、白术、砂仁温补脾气；半夏、陈皮、生姜、大枣降逆祛痰，和中养胃。

呃逆

呃逆是指胃气上逆动膈，以气逆上冲，喉间呃呃连声，声短而频，难以自制为主要表现的病证。

病因病机 多由饮食不当、情志不遂和正气亏虚等所致。胃失和降、气逆动膈是呃逆的主要病机。

诊断依据

1. 呃逆以气逆上冲，喉间呃呃连声，声短而频，不能自止为主症，其呃声或高或低，或疏或密，间歇时间不定。

2. 常伴有胸膈痞闷，脘中不适，情绪不安等症状。

3. 多有受惊、饮食、情志等诱发因素，起病多较急。

病证鉴别

1. 呃逆与干呕。2. 呃逆与嗳气。

治疗 以理气和胃、降逆止呃为基本治法。

证治分类

1. 胃中寒冷证　证机概要：寒蓄中焦，气机不利，胃气上逆。治法：温中散寒，降逆止呃。代表方：丁香散加减。常用药：丁香、柿蒂降逆止呃；高良姜、干姜荜温中散寒；香附、陈皮理气和胃。

2. 胃火上逆证　证机概要：热积胃肠，腑气不畅，胃火上冲。治法：清胃泄热，降逆止呃。代表方：竹叶石膏汤加减。常用药：竹叶、石膏清泻胃火；麦冬、沙参养胃生津；半夏和胃降逆；粳米、甘草调养胃气；竹茹、柿蒂助降逆止呃之力。

3. 气机郁滞证　证机概要：肝气郁滞，横逆犯胃，胃气上逆。治法：顺气解郁，和胃降逆。代表方：五磨饮子加减。常用药：木香、乌药解郁顺气；沉香、枳壳、槟榔宽中降气；丁香、代赭石降逆止呕。

4. 脾胃阳虚证　证机概要：中阳不足，胃失和降，虚气上逆。治法：温补脾胃止呃。代表方：理中丸加减。常用药：人参、白术、甘草甘温益气；干姜温中散寒；吴茱萸、丁香、柿蒂温胃平呃。

5. 胃阴不足证　证机概要：阴液不足，胃失濡养，气失和降。治法：养胃生津，降逆止呃。代表方：益胃汤合橘皮竹茹汤加减。常用药：沙参、麦冬、生地、玉竹、甘寒生津，滋养胃阴；橘皮、竹茹、枇杷叶、柿蒂和胃降气，降逆平呃。

腹痛

腹痛是指胃脘以下、耻骨毛际以上部位发生疼痛为主症的病证。

病因病机 感受外邪、饮食所伤、情志失调及素体阳虚等，均可导致气机阻滞、脉络痹阻或经脉失养而发生腹痛。

诊断依据

1. 凡是以胃脘以下，耻骨毛际以上部位的疼痛为主要表现者，即为腹痛。其疼痛性质各异，若病因外感，突然剧痛，伴发症状明显者，属于急性腹痛；病因内伤，起病缓慢，痛势缠绵者，则为慢性腹痛。临床可据此进一步辨病。

2. 注意与腹痛相关病因，脏腑经络相关的症状。如涉及肠腑，可伴有腹泻或便秘；寒凝肝脉痛在少腹，长牵引睾丸疼痛；膀胱湿热可见腹痛牵引前阴，小便淋漓，尿道酌痛。蛔虫作痛多伴嘈杂吐涎，时作时止；瘀血腹痛常有外伤史或手术史；少阳表里同病痛连腰背，伴恶寒发热、恶心呕吐。

3. 根据性别、年龄、婚况，与饮食、情志、受凉等关系，起病经过，其他伴发症状，以资鉴别何脏何腑受病，明确病理性质。

病证鉴别

1. 腹痛与胃痛。2. 腹痛与其他内科疾病中的腹痛症状。3. 腹痛与外科、妇科腹痛。

证治分类

1. 湿热壅滞证　腹痛拒按，烦渴引饮，大便秘结，或溏滞不爽，潮热汗出，小便短黄，舌质红，苔黄燥或黄腻，脉滑数。

证机概要：湿热内阻，气机壅滞，腑气不通。治法：泄热通腑，行气导滞。代表方：大承气汤加减。常用药：大黄攻下燥屎；芒硝咸寒泻热，软坚散结；厚朴、枳实导滞消痞。

2. 饮食积滞证　脘腹胀满，疼痛拒按，嗳腐吞酸，恶食呕恶，痛而欲泻，泻后痛减，或大便秘结，舌苔厚腻，脉滑。

证机概要：食滞内停，运化失司，胃肠不和。治法：消食导滞，理气止痛。代表方：枳实导滞丸加减。常用药：大黄、枳实、神曲消导积滞；黄芩、黄连、泽泻清热利湿；白术、茯苓健脾助运。

3. 中虚脏寒证　腹痛绵绵，时作时止，喜温喜按，形寒肢冷，神疲乏力，大便溏薄，舌质淡，苔薄白，脉沉细。

证机概要：中阳不振，气血不足，失于温养。治法：温中补虚，缓急止痛。代表方：小建中汤加减。常用药：桂枝、干姜温阳散寒；芍药、炙甘草缓急止痛；饴糖、大枣甘温补中；党参、白术益气补中。

4. 寒邪内阻证　证机概要：寒邪凝滞，中阳被遏，脉络痹阻。治法：散寒温里，理气止痛。代表方：良附丸合正气天香散加减。常用药：高良姜、干姜、紫苏温中散寒；乌药、香附、陈皮理气止痛。

5. 肝郁气滞证　证机概要：肝气郁结，气机不畅，疏泄失司。治法：疏肝解郁，理气止痛。代表方：柴胡疏肝散加减。常用药：柴胡、枳壳、香附、陈皮疏肝理气；芍药、甘草缓急止痛；川芎行气活血。

6. 瘀血内停证 证机概要：瘀血内停，气机阻滞，脉络不通。治法：活血化瘀，和络止痛。代表方：少腹逐瘀汤加减。常用药：当归、川芎、赤芍、甘草养血和营；延胡索、蒲黄、五灵脂化瘀止痛；肉桂、干姜、小茴香温经止痛。

泄泻

泄泻是以排便次数增多，粪质稀溏或完谷不化，甚至泻出如水样为主症的病证。

病因病机 病因有感受外邪、饮食所伤、情志不调、禀赋不足及久病脏腑虚弱等，主要病机是脾病湿盛、脾胃运化功能失调、肠道分清泌浊、传导功能失司。

诊断依据

1. 以大便粪质稀溏为诊断的主要依据，完谷不化，或粪如水样，大便次数增多，每日三五次以至十数次以上。

2. 常兼有腹痛、腹胀、肠鸣、纳呆。

3. 起病或急或缓。暴泄者多有暴饮暴食或误食不洁食物的病史。迁延日久，时发时止者，常由外邪、饮食、情志等因素而诱发。

病证鉴别

1. 泄泻与痢疾。2. 泄泻与霍乱。

治疗　以运脾化湿为主。暴泻不可骤用补涩，以免关门留寇；久泻不可分利太过，以防劫其阴液。

证治分类

（一）暴泻

1. 寒湿内盛证　泄泻清稀，甚则如水样，脘闷食少，腹痛肠鸣，或兼外感风寒，则恶寒，发热，头痛，肢体酸痛，舌苔白腻，脉濡缓。

证机概要：寒湿内盛，脾失健运，清浊不分。治法：散寒化湿。代表方：藿香正气散加减。常用药：藿香辛温散寒化湿，芳香化浊；

茯苓、半夏、苍术、陈皮健脾祛湿，和中止呕；厚朴、大腹皮理气除满；桔梗、紫苏、白芷解表散寒疏利气机，加木香理气止痛。

2. 湿热伤中证　泄泻腹痛，泻下急迫，或泻而不爽，粪色黄褐，气味臭秽，肛门灼热，烦热口渴，小便短黄，舌质红，苔黄腻，脉滑数或濡数。

证机概要：湿热壅滞，损伤脾胃，传化失常。治法：清热利湿。代表方：葛根芩连汤加减。常用药：葛根解肌清热，升清止泻；黄芩、黄连苦寒清热燥湿；加木香理气止痛，甘草甘缓和中；车前子、茯苓利水止泻。

3. 食滞肠胃证　证机概要：宿食内停，阻滞肠胃，传化失司。治法：消食导滞。代表方：保和丸加减。常用药：神曲、山楂、莱菔子消食和胃；半夏、陈皮和胃降逆；茯苓健脾祛湿；连翘解郁散热；可加谷麦芽、麦芽增强消食功效。

（二）久泻

1. 脾胃虚弱证　大便时溏时泻，迁延反复，食少，食后脘闷不舒，稍进油腻食物，则大便次数明显增加，面色萎黄，神疲倦怠，舌质淡，苔白，脉细弱。

证机概要：脾虚失运，清浊不分。治法：健脾益气，化湿止泻。代表方：参苓白术散加减。常用药：人参、白术、茯苓、甘草健脾益气；砂仁、陈皮、桔梗、山药、扁豆、莲子肉、薏苡仁理气健脾化湿。

2. 肾阳虚衰证　证机概要：命门火衰，脾失温煦。治法：温肾健脾，固涩止泻。代表方：四神丸加减。常用药：补骨脂温补肾阳；肉豆蔻、吴茱萸温中散寒；五味子收敛止泻；附子、炮姜温脾散寒。

3. 肝气乘脾证　证机概要：肝气不舒，横逆犯脾，脾失健运。治法：抑肝扶脾。代表方：痛泻要方加减。常用药：白芍养血柔肝；白术健脾补虚；陈皮理气醒脾；防风升清止泻。

痢疾

痢疾是以大便次数增多，腹痛，里急后重，痢下赤白黏冻为主症。

病因病机 病因有外感时邪疫毒和饮食不节两方面，病机主要为邪蕴肠腑，气血壅滞，传导失司，脂络受伤而成痢。

诊断依据

1. 以腹痛，里急后重，大便次数增多，泻下赤白脓血便为主症。

2. 暴痢起病突然，病程短，可伴恶寒、发热等；久痢起病缓慢，反复发作，迁延不愈；疫毒痢病情严重而病势凶险，以儿童为多见，起病急骤，在腹痛、腹泻尚未出现之时，即有高热神疲，四肢厥冷，面色青灰，呼吸浅表，神昏惊厥，而痢下、呕吐并不一定严重。

3. 多有饮食不洁史。急性起病者多发生在夏秋之交，久痢则四季皆可发生。

治疗 热痢清之，寒痢温之，初痢实则通之，久痢虚则补之，寒热交错者清温并用，虚实夹杂者攻补兼施。

证治分类

1. 湿热痢 腹部疼痛，里急后重，痢下赤白脓血，黏稠如胶冻，腥臭，肛门灼热，小便短赤，舌苔黄腻，脉滑数。

证机概要：湿热蕴结，熏灼肠道，气血壅滞，脂络伤损。治法：清肠化湿，调气和血。代表方：芍药汤加减。常用药：黄芩、黄连清热燥湿解毒；芍药、当归、甘草行气合营，以治脓血；木香、槟榔、大黄行气导滞。

2. 疫毒痢　起病急骤，壮热口渴，头痛烦躁，恶心呕吐，大便频频，痢下鲜紫脓血，腹痛剧烈，后重感特著，甚者神昏惊厥，舌质红绛，舌苔黄燥，脉滑数或微欲绝。

证机概要：疫邪热毒，壅盛肠道，燔灼气血。治法：清热解毒，凉血除积。代表方：白头翁汤合芍药汤加减。常用药：白头翁、黄连、黄柏、秦皮清热化温，凉血解毒；芍药、甘草调营和血；木香、槟榔调气导滞。可加金银花、地榆、牡丹皮清热凉血。

3. 寒湿痢　证机概要：寒湿客肠，气血凝滞，传导失司。治法：温中燥湿，调气和血。代表方：不换金正气散加减。常用药：藿香芳香化湿；苍术、半夏、厚朴运脾燥湿；生姜温中散寒；陈皮、大枣、甘草行气散满，健脾和中；加木香、枳实理气导滞。

4. 阴虚痢　证机概要：阴虚湿热，肠络受损。治法：养阴和营，清肠化湿。代表方：黄连阿胶汤合驻车丸加减。常用药：黄连、黄芩、阿胶清热坚阴止痢；芍药、甘草、当归养血和营，缓急止痛；少佐干姜以制芩、连苦寒太过；加生地榆凉血止血而除痢。

5. 虚寒痢　证机概要：脾肾阳虚，寒湿内生，阻滞肠腑。治法：温补脾肾，收涩固脱。代表方：桃花汤合真人养脏汤。常用药：人

参、白术、干姜、肉桂温肾暖脾；粳米、炙甘草温中补脾；诃子、罂粟壳、肉豆蔻、赤石脂收涩固脱；当归、白芍养血行血；木香行气止痛。

6. 休息痢　下痢时发时止，迁延不愈，常因饮食不当、受凉、劳累而发，发时大便次数增多，夹有赤白黏冻，腹胀食少，倦怠嗜卧，舌质淡苔腻，脉濡软或虚数。

证机概要：病久正伤，邪恋肠腑，传导不利。治法：温中清肠，调气化滞。代表方：连理汤加减。常用药：人参、白术、干姜、茯

苓、甘草温中健脾；黄连清除肠中湿热余邪；加枳实、木香、槟榔行气化滞。

便秘

便秘是指粪便在肠内滞留过久，秘结不通，排便周期延长，或周期不长，但粪质干结，排出艰难，或粪质不硬，虽有便意，但便而不畅的病证。

病因病机　病因归纳起来有饮食不节、情志失调、外邪犯胃、禀赋不足等。病机主要有热结、气滞、寒凝、气血阴阳亏虚引起肠道传导失司所致。

诊断依据

1. 排便间隔时间超过自己习惯 1 天以上，或两次排便时间间隔 3 天以上。
2. 大便粪质干结，排出艰难，或欲大便而艰涩不畅。
3. 常伴腹胀、腹痛、口臭、纳差及神疲乏力、头晕心悸等症。

4. 本病常有饮食不节、情志内伤、劳倦过度等病史。

治疗 以通下为主，实秘以祛邪为主，给予泻热、温散、通导之法；虚秘以扶正为先，给予益气温阳、滋阴养血之法。

证治分类

（一）实秘

1. 热秘 大便干结，腹胀腹痛，口干口臭，面红心烦，或有身热，小便短赤，舌红，舌黄燥，脉滑数。

证机概要：肠腑燥热，津伤便结。治法：泻热导滞，润肠通便。代表方：麻子仁丸加减。常用药：大黄、枳实、厚朴通腑泻热；麻子仁、杏仁、白蜜润肠通便；芍药养阴和营。

2. 气秘 大便干结，或不甚干结，欲便不得出，或便而不爽，肠鸣矢气，腹中胀痛，嗳气频作，纳食减少，胸胁痞满，舌苔薄腻，脉弦。

证机概要：肝脾气滞，腑气不通。治法：顺气导滞。代表方：六磨汤加减。常用药：木香调气；乌药顺气；沉香降气；大黄、槟榔、枳实破气行滞。

3. 冷秘　大便艰涩，腹痛拘急，胀满拒按，胁下偏痛，手足不温，呃逆呕吐，舌苔白腻，脉弦紧。

证机概要：阴寒内盛，凝滞胃肠。治法：温里散寒，通便止痛。代表方：温脾汤合半硫丸加减。常用药：附子温里散寒；大黄涤痰积滞；党参、干姜、甘草温中益气；当归、肉苁蓉养精血，润肠燥；乌药理气。

（二）虚秘

1. 气虚秘　大便并不干硬，虽有便意，但排便困难，用力努挣则汗出短气，便后乏力，面白神疲，肢倦懒言，舌淡苔白，脉弱。

证机概要：脾肺气虚，传送无力。治法：益气润肠。代表方：黄芪汤加减。常用药：黄芪补肺脾之气；麻仁、白蜜润肠通便；陈皮理气。

2. 血虚秘　大便干结，面色无华，头晕目眩，心悸气短，健忘，口唇色淡，舌淡苔白，脉细。

证机概要：血津亏虚，肠道失荣。治法：养血润燥。代表方：润肠丸加减。常用药：当归、生地滋阴养血；麻仁、桃仁润肠通便；枳壳引气下行。

3. 阴虚秘　大便干结，如羊屎状，形体消瘦，头晕耳鸣，两颧红赤，心烦少眠，潮热盗汗，腰膝酸软，舌红少苔，脉细数。

证机概要：阴津不足，肠失濡润。治法：滋阴通便。代表方：增液汤加减。常用药：玄参、麦冬、生地滋阴生津；油当归、石斛、沙参滋阴养血，润肠通便。

4. 阳虚秘　大便干或不干，排出困难，小便清长，面色㿠白，四肢不温，腹中冷痛，或腰膝酸冷，舌淡苔白，脉沉迟。

证机概要：阳气虚衰，阴寒凝结。治法：温阳通便。代表方：济川煎加减。常用药：肉苁蓉、牛膝温补肾阳；附子、火麻仁润肠通便，温补脾阳；当归养血润肠；升麻、泽泻升清降浊；枳壳宽中下气。

胁痛

胁痛是指以一侧或两侧胁肋部疼痛为主要表现的病证，是临床上比较多见的一种自觉症状。

病因病机 病因主要有情志不遂、饮食不节、跌仆损伤、久病体虚等多种因素。这些因素导致肝气郁结，肝失条达；瘀血停着，痹阻胁络；湿热蕴结，肝失疏泄；肝阴不足，络脉失养等诸多病理变化，最终导致胁痛发生。

诊断依据

1. 以一侧或两侧胁肋部疼痛为主要表现者，可以诊断为胁痛。

2. 部分病人可伴见胸闷、腹胀、嗳气呃逆、急躁易怒、口苦纳呆、厌食恶心等症。

3. 常有饮食不节、情志内伤、感受外湿、跌仆闪挫或劳欲久病等病史。

治疗 根据“通则不痛”的理论，以疏肝和络止痛为基本治则。

证治分类

1. 肝郁气滞证　胁肋胀痛，走窜不定，甚则引及胸背肩臂，疼痛每因情志变化而增减，胸闷腹胀，嗳气而胀痛稍舒，纳少口苦，舌苔薄白，脉弦。

证机概要：肝失条达，气机郁滞，络脉失和。治法：疏肝理气。代表方：柴胡疏肝散加减。常用药：柴胡、枳壳、香附、川楝子疏肝理气，解郁止痛；白芍、甘草养血柔肝，缓急止痛；川芎、郁金活血行气通络。

2. 肝胆湿热证　胁肋胀痛或灼热疼痛，口苦口黏，胸闷纳呆，恶心呕吐，小便黄赤，大便不爽，或兼有身热恶寒，身目发黄，舌红苔黄腻，脉弦滑数。

证机概要：湿热蕴结，肝胆失疏，络脉失和。治法：清热利湿。代表方：龙胆泻肝汤加减。常用药：龙胆草清利肝胆湿热；山栀、黄芩清肝泻火；川楝子、枳壳、延胡索疏肝理气止痛；泽泻、车前子渗湿清热。

3. 瘀血阻络证　胁肋刺痛，痛有定处，痛处拒按，入夜痛甚，胁肋下或见有癥块，舌质紫暗，脉象沉涩。

证机概要：瘀血停滞，肝络痹阻。治法：祛瘀通络。代表方：血府逐瘀汤或复元活血汤加减。常用药：当归、川芎、桃仁、红花活血化瘀，消肿止痛；柴胡、枳壳疏肝调气，散瘀止痛；制香附、川楝子、广郁金善行血中之气，行气活血，使气行血畅；五灵脂、延胡索散瘀活血止痛；三七粉活血通络，祛瘀生新。

4. 肝络失养证　胁肋隐痛，悠悠不休，遇劳加重，口干咽燥，心中烦热，头晕目眩，舌红少苔，脉细弦而数。

证机概要：肝肾阴亏，精血耗伤，肝络失养。治法：养阴柔肝。代表方：一贯煎加减。常用药：生地、枸杞、黄精、沙参、麦冬滋补肝肾，养阴柔肝；当归、白芍、炙甘草滋阴养血，柔肝缓急；川楝子、延胡索疏肝理气止痛。

黄疸

黄疸是以目黄、身黄、小便黄为主症的一种病证，其中目睛黄染尤为本病的重要特征。

病因 外感湿热疫毒，内伤饮食、劳倦，病后续发。

病机 黄疸的病理因素有湿邪、热邪、寒邪、疫毒、气滞、瘀血六种。但其中以湿邪为主，黄疸形成的关键是湿邪为患。由于湿邪壅阻中焦，脾胃失健，肝气郁滞，疏泄不利，致胆汁输泄失常，胆液不循常道，外溢肌肤，下注膀胱，而发为目黄、肤黄、小便黄之病证。黄疸的病位主要在脾胃肝胆，黄疸的病理表现有湿热和寒湿两种。

诊断依据

1. 目黄、肤黄、小便黄，其中目睛黄染为本病的重要特征。
2. 常伴食欲减退，恶心呕吐，胁痛腹胀等症状。
3. 常有外感湿热疫毒，内伤酒食不节，或有胁痛，症积等病史。

治疗 主要为化湿邪。

证治分类

（一）阳黄

1. 热重于湿证　身目俱黄，黄色鲜明，发热口渴，或见心中懊侬，腹部胀闷，口干而苦，恶心呕吐，小便短少黄赤，大便秘结，舌苔黄腻，脉象弦数。

证机概要：湿热熏蒸，困遏脾胃，壅滞肝胆，胆汁泛溢。治法：清热通腑，利湿退黄。代表方：茵陈蒿汤加减。常用药：茵陈蒿为清热利湿退黄之要药；栀子、大黄、黄柏、连翘、垂盆草、蒲公英清热泻下；茯苓、滑石、车前草利湿清热，使邪从小便而去。

2. 湿重于热证　身目俱黄，黄色不及前者鲜明，头重身困，胸脘痞满，食欲减退，恶心呕吐，腹胀或大便溏垢，舌苔厚腻微黄，脉象濡数或濡缓。

证机概要：湿遏热伏，困阻中焦，胆汁不循常道。治法：利湿化浊运脾，佐以清热。代表方：茵陈五苓散合甘露消毒丹加减。常用药：藿香、白蔻仁、陈皮芳香化浊，行气悦脾；茵陈蒿、车前子、茯苓、苡仁、黄芩、连翘利湿清热退黄。

3. 胆腑郁热证　证机概要：湿热郁滞，脾胃不和，肝胆失疏。治法：疏肝泄热，利胆退黄。代表方：大柴胡汤加减。常用药：柴胡、黄芩、半夏和解少阳，和胃降逆；大黄、枳实通腑泄热；郁金、佛手、茵陈、山栀疏肝利胆退黄；白芍、甘草缓急止痛。

4. 疫毒炽盛证（急黄）　证机概要：湿热疫毒炽盛，深入营血，内陷心肝。治法：清热解毒，凉血开窍。代表方：犀角散加味。常用药：犀角（用水牛角代）、黄连、栀子、大黄、板蓝根、生地、玄参、丹皮清热凉血解毒；茵陈、土茯苓利湿清热退黄。

（二）阴黄

1. 寒湿阻遏证　身目俱黄，黄色晦暗，或如烟熏，脘腹痞胀，纳谷减少，大便不实，神疲畏寒，口淡不渴，舌淡苔腻，脉濡缓或沉迟。

证机概要：中阳不振，寒湿滞留，肝胆失于疏泄。治法：温中化湿，健脾和胃。代表方：茵陈术附汤加减。常用药：附子、白术、干姜温中健脾化湿；茵陈、茯苓、泽泻、猪苓利湿退黄。

2. 脾虚湿滞证 面目及肌肤淡黄，甚则晦暗不泽，肢软乏力，心悸气短，大便溏薄，舌质淡苔薄，脉濡细。

证机概要：黄疸日久，脾虚血亏，湿滞残留。治法：健脾养血，利湿退黄。代表方：黄芪建中汤加减。常用药：黄芪、桂枝、生姜、白术益气温中；当归、白芍、甘草、大枣补养气血；茵陈、茯苓利湿退黄。

（三）黄疸消退后的调治

1. 湿热留恋证 脘痞腹胀，胁肋隐痛，饮食减少，口中干苦，小便黄赤，苔腻，脉濡数。

证机概要：湿热留恋，清热利湿。代表方：茵陈四苓散加减。常用药：茵陈、黄芩、黄柏清热化湿；茯苓、泽泻、车前草淡渗分利；苍术、苏梗、陈皮化湿行气宽中。

2. 肝脾不调证 脘腹痞闷，肢倦乏力，胁肋隐痛不适，饮食欠香，大便不调，舌苔薄白，脉来细弦。

证机概要：肝脾不调，疏运失职。治法：调和肝脾，理气助运。代表方：柴胡疏肝散或归芍六君子汤加减。常用药：当归、白芍、柴胡、枳壳、香附、郁金养血疏肝；党参、白术、茯苓、山药益气健脾；陈皮、山楂、麦芽理气助运。

3. **气滞血瘀证** 胁下结块，隐痛、刺痛不适，胸胁胀闷，面颈部见有赤丝红纹，舌有紫斑或紫点，脉涩。

证机概要：气滞血瘀，积块留着。治法：疏肝理气，活血化瘀。代表方：逍遥散合鳖甲煎丸。常用药：柴胡、枳壳、香附疏肝理气；当归、赤芍、丹参、桃仁、莪术活血化瘀。并服鳖甲煎丸，以软坚消积。

积聚

积聚是腹内结块，或痛，或胀的病证。分别言之，积属有形，结块固定不移，痛有定处，病在血分，是为脏病；聚属无形，包块聚散无常，痛无定处，病在气分，是为腑病。

病因 情志失调，饮食所伤，感受寒邪，病后所致。

病机　主要是气机阻滞，瘀血内结。两者比较，聚证以气滞为主，积证以血瘀为主。

诊断要点

1. 腹腔内有可扪及的包块。
2. 常有腹部胀闷或疼痛不适等症状。
3. 常有情志失调、饮食不节，感受寒邪或黄疸、胁痛、虫毒、久疟、久泻、久痢等病史。

治疗　宜分初、中、末三个阶段：积证初期属邪实，应予消散；中期邪实正虚，予消补兼施；后期以正虚为主，应予养正除积。

证治分类

（一）聚证

1. 肝气郁结证　腹中结块柔软，时聚时散，攻窜胀痛，脘胁胀闷不舒，苔薄，脉弦等。

证机概要：肝失疏泄，腹中气结成块。治法：疏肝解郁，行气散结。代表方：逍遥散、木香顺气散加减。常用药：柴胡、当归、白芍、甘草、生姜、薄荷疏肝解郁；香附、青皮、枳壳、郁金、台乌药行气散结。

2. 食滞痰阻证　腹胀或痛，腹部时有条索状物聚起，按之胀痛更甚，便秘，纳呆，舌苔腻，脉弦滑等。

证机概要：虫积、食滞、痰浊交阻，气聚不散，结而成块。治法：理气化痰，导滞散结。代表方：六磨汤为主方。常用药：大黄、槟榔、枳实导滞通便；沉香、木香、乌药行气化痰，使痰食滞结下行，气机畅通，则瘕聚自消。

（二）积证

1. 气滞血阻证　腹部积块质软不坚，固定不移，胀痛不适，舌苔薄，脉弦。

证机概要：气滞血瘀，脉络不和，积而成块。治法：理气消积，活血散瘀。代表方：柴胡疏肝散合失笑散加减。常用药：柴胡、青皮、川楝子行气止痛；丹参、延胡索、蒲黄、五灵脂活血散瘀。诸药合用，有疏通气血，止痛消积的功用。

2. 瘀血内结证　腹部积块明显，质地较硬，固定不移，隐痛或刺痛，形体消瘦，纳谷减少，面色晦暗黧黑，面颈胸臂或有血痣赤缕，女子可见月事不下，舌质紫或有瘀斑瘀点，脉细涩等。

证机概要：瘀结不消，正气渐损，脾运不健。治法：祛瘀软坚，佐以扶正健脾。代表方：膈下逐瘀汤合六君子汤加减。常用药：当归、川芎、桃仁、三棱、莪术、石见穿活血化瘀消积；香附、乌药、陈皮行气止痛；人参、白术、黄精、甘草健脾扶正。

3. 正虚瘀结证　久病体弱，积块坚硬，隐痛或剧痛，饮食大减，肌肉瘦削，神倦乏力，面色萎黄或黧黑，甚则面肢浮肿，舌质淡紫，或光剥无苔，脉细数或弦细。

证机概要：癥积日久，中虚失运，气血衰少。治法：补益气血，活血化瘀。代表方：八珍汤合化积丸加减。常用药：人参、白术、茯苓、甘草补气；当归、白芍、地黄、川芎益血；三棱、莪术、阿魏、瓦楞子、五灵脂活血化瘀消癥；香附、槟榔行气以活血。

鼓胀

鼓胀是指腹部胀大如鼓的一类病证，临床以腹大胀满，绷急如鼓，皮色苍黄，脉络显露为特征，故名鼓胀。

病因病机 因酒食不节、情志刺激、虫毒感染、病后续发引起。基本病理变化总属肝、脾、肾受损，气滞、血瘀、水停腹中。

诊断依据

1. 初起脘腹作胀，食后尤甚，继而腹部胀满如鼓，重者腹壁青筋暴露，脐孔突起。

2. 常伴乏力、纳差，尿少及齿衄、鼻衄、皮肤紫斑等出血现象，可见面色萎黄，黄疸，手掌殷红、面颈胸部红丝赤缕、血痣及蟹爪纹。

3. 本病常有酒食不节、情志内伤，虫毒感染或黄疸，胁痛、症积等病史。

病证鉴别

1. 鼓胀与水肿。2. 气臌、水臌与血臌。

治疗 攻补兼施，补虚不忘实，泻实不忘虚。

证治分类

1. 气滞湿阻证 腹胀按之不坚，胁下胀满或疼痛，饮食减少，食后胀甚，得嗳气、矢气稍减，小便短少，舌苔薄白腻，脉弦。

证机概要：肝郁气滞，脾运不健，湿浊不阻。治法：疏肝理气，运脾利湿。代表方：柴胡疏肝散合胃苓汤加减。常用药：柴胡、香附、郁金、青皮疏肝理气；川芎、白芍养血和血；苍术、厚朴、陈皮运脾化湿消胀；茯苓、猪苓利水渗湿。

2. 水湿困脾证 腹大胀满，按之如囊裹水，甚则颜面微浮，下肢浮肿，脘腹痞胀，得热则舒，精神困倦，怯寒懒动，舌苔白腻，脉缓。

证机概要：湿邪困遏，脾阳不振，寒水内停。治法：温中健脾，行气利水。代表方：实脾饮加减。常用药：白术、苍术、附子、干姜振奋脾阳，温化水湿；厚朴、木香、草果、陈皮行气健脾除湿；连皮茯苓、泽泻利水渗湿。

3. 水热蕴结证　腹大坚满，脘腹胀急，烦热口苦，渴不欲饮，或有面、目、皮肤发黄，小便赤涩，大便秘结或溏垢，舌边尖红，苔黄腻或兼灰黑，脉象弦数。

证机概要：湿热壅盛，蕴结中焦，浊水内停。治法：清热利湿，攻下逐水。代表方：中满分消丸合茵陈蒿汤加减。常用药：茵陈、金

钱草、山栀、黄柏清化湿热；苍术、厚朴、砂仁行气健脾化湿；大黄、猪苓、泽泻、车前子、滑石分利二便。

4. 瘀结水留证　脘腹坚满，青筋显露，胁下癥结痛如针刺，面色晦暗黧黑，或见赤丝血缕，面、颈、胸、臂出现血痣或蟹爪纹，口干不欲饮水，或见大便色黑，舌质紫黯或有紫斑，脉细涩。

证机概要：肝脾瘀结，络脉滞涩，水气停留。治法：活血化瘀，行气利水。代表方：调营饮加减。常用药：当归、赤芍、桃仁、三棱、莪术、鳖甲化瘀散结；大腹皮行气消胀；马鞭草、益母草、泽

兰、泽泻、赤茯苓化瘀利水。

5. 阳虚水盛证　证机概要：脾肾阳虚，不能温运，水湿内聚。治法：温补脾肾，化气利水。代表方：附子理苓汤或济生肾气丸加减。常用药：附子、干姜、人参、白术、鹿角片、葫芦巴温补脾肾；茯苓、泽泻、陈葫芦、车前子利水消胀。

6. 阴虚水停证　证机概要：肝肾阴虚，津液失布，水湿内停。治法：滋肾柔肝，养阴利水。代表方：六味地黄丸合一贯煎加减。常用药：沙参、麦冬、生地、山萸肉、枸杞子、楮实子滋养肾阴；猪苓、茯苓、玉米须淡渗利湿。

头痛

病因　感受外邪，情志失调，先天不足或房事不节，饮食劳倦及体虚久病。

病机　外感头痛多为外邪上扰清空，壅滞经络，络脉不通。脑为髓海，依赖于肝肾精血和脾胃精微物质的充养，故内伤头痛之病机多与肝、脾、肾三脏的功能失调有关。

诊断依据

1. 以头部疼痛为主要临床表现。

2. 头痛部位可发生在前额、两颞、巅顶、枕项或全头部。疼痛性质可为跳痛、刺痛、胀痛、灼痛、重痛、空痛、昏痛、隐痛等。头痛发作形式可为突然发作，或缓慢起病，或反复发作，时痛时止。疼痛的持续时间可长可短，可数分钟，数小时或数天、数周，甚则长期疼痛不已。

3. 外感头痛者多有起居不慎，感受外邪的病史；内伤头痛者常有饮食、劳倦、房事不节，病后体虚等病史。

辨证要点 1. 辨外感头痛与内伤头痛 外感头痛因外邪致病，属实证，起病较急，一般疼痛较剧，多表现为掣痛、跳痛、灼痛、胀痛、重痛，痛无休止。内伤头痛以虚证或虚实夹杂证为多见，如起病缓慢，疼痛较轻，表现为隐痛、空痛、昏痛，痛势悠悠，遇劳加重，时作时止，多属虚证；如因肝阳、痰浊、瘀血所致者属实，表现为头昏胀痛，或昏蒙重痛，或刺痛钝痛，痛点固定，常伴有肝阳、痰浊、瘀血的相应证候。

2. *辨头痛之相关经络脏腑* 太阳头痛，在头后部，下连于顶；阳明头痛，在前额部及眉棱骨等处；少阳头痛，在头之两侧，并连及于耳；厥阳头痛则在巅顶部位，或连目系。

治疗 外感头痛属实证，以风邪为主，故治疗以疏风，兼以散寒、清热、祛湿。内伤头痛多属虚证或虚实夹杂证，虚者以滋阴养血，益肾填精为主；实证当平肝、化痰、行瘀；虚实夹杂者，酌情兼顾并治。

证治分类

（一）外感头痛

1. *风寒头痛* 头痛连及项背，常有拘急收紧感，或伴恶风畏寒，遇风尤剧，口不渴，苔薄白，脉浮紧。

证机概要：风寒外袭，上犯巅顶，凝滞经脉。治法：疏散风寒止痛。代表方：川芎茶调散加减。常用药：川芎善行头目，活血通窍，祛风止痛，为治头痛之要药；白芷、藁本、羌活、细辛、荆芥、防风疏风解表，散寒止痛。

2. 风湿头痛　头痛如裹，肢体困重，胸闷纳呆，大便或溏，苔白腻，脉濡。

证机概要：风湿之邪，上蒙头窍，困遏清阳。治法：祛风胜湿通窍。代表方：羌活胜湿汤加减。常用药：羌活、独活、藁本、白芷、防风、细辛、蔓荆子祛风除湿散寒而止头痛；川芎辛温通窍，活血止痛。

3. 风热头痛　证机概要：风热外袭，上扰清空，窍络失和。治法：疏风清热和络。代表方：芎芷石膏汤加减。常用药：菊花、桑叶、薄荷、蔓荆子辛凉微寒，轻清上浮，疏散风热，通窍止痛；川芎活血通窍，祛风止痛；白芷、羌活散风通窍而止头痛；生石膏清热和络。

（二）内伤头痛

1. 肝阳头痛　头昏胀痛，两侧为重，心烦易怒，夜寐不宁，口苦面红，或兼胁痛，舌红苔黄，脉弦数。

证机概要：肝失条达，气郁化火，阳亢风动。治法：平肝潜阳息风。代表方：天麻钩藤饮加减。常用药：天麻、钩藤、石决明平肝息风潜阳；山栀、黄芩、丹皮苦寒清泄肝热；桑寄生、杜仲补益肝肾；牛膝、益母草、白芍活血调血，引血下行；夜交藤养心安神。

2. 肾虚头痛　证机概要：肾精亏虚，髓海不足，脑窍失荣。治法：养阴补肾，填精生髓。代表方：大补元煎加减。常用药：熟地、枸杞、女贞子滋肾填精；杜仲、川断补益肝肾；龟板滋阴益肾潜阳；山萸肉养肝涩精；山药、人参、当归、白芍补益气血。

3. 瘀血头痛　头痛经久不愈，痛处固定不移，痛如锥刺，或有头部外伤史，舌紫暗，或有瘀斑、瘀点，苔薄白，脉细或细涩。

证机概要：瘀血阻窍，络脉滞涩，不通则痛。治法：活血化瘀，通窍止痛。代表方：通窍活血汤加减。常用药：川芎、赤芍、桃仁、益母草活血化瘀止痛；当归活血养血；白芷、细辛辛散通窍止痛。

4. 血虚头痛　头痛隐隐，时时昏晕，心悸失眠，面色少华，神疲乏力，遇劳加重，舌质淡，苔薄白，脉细弱。

证机概要：气血不足，不能上荣，窍络失养。治法：养血滋阴，和络止痛。代表方：加味四物汤加减。常用药：当归、生地、白芍、首乌养血滋阴；川芎、菊花、蔓荆子清利头目，平肝止痛；五味子、远志、枣仁养心安神。

5. 痰浊头痛　证机概要：脾失健运，痰浊中阻，上蒙清窍。治法：健脾燥湿，化痰降逆。代表方：半夏白术天麻汤加减。常用药：半夏、陈皮和中化痰；白术、茯苓健脾化湿；天麻、白蒺藜、蔓荆子平肝息风止痛。

眩晕

眩是指眼花或眼前发黑，晕是指头晕甚或感觉自身或外界景物旋转。二者常同时并见，故统称为“眩晕”。

病因　情志不遂，年高肾亏，病后体虚，饮食不节，跌仆损伤，瘀血内阻。

病机　虚者为髓海不足，或气血亏虚，清窍失养；实者为风、火、痰、瘀扰乱清空。

诊断依据

1. 头晕目眩，视物旋转，轻者闭目即止，重者如坐车船，甚则仆倒。

2. 严重者可伴有头痛、项强、恶心呕吐、眼球震颤、耳鸣耳聋、汗出、面色苍白等表现。

3. 多有情志不遂，年高体虚，饮食不节，跌仆损伤等病史。

病证鉴别

1. 眩晕与中风。2. 眩晕与厥证。

治疗　补虚泻实，调整阴阳。虚者当滋养肝肾，补益气血，填精生髓。实证当平肝潜阳，清肝泻火，化痰行瘀。

证治分类

1. 肝阳上亢证　眩晕，耳鸣，头目胀痛，失眠多梦，遇烦劳郁怒而加重，颜面潮红，急躁易怒，舌红苔黄，脉弦或数。

证机概要：肝阳风火，上扰清窍。治法：平肝潜阳，清火息风。

代表方：天麻钩藤饮加减。常用药：天麻、石决明、钩藤平肝潜阳息风；牛膝、杜仲、桑寄生补益肝肾；黄芩、山栀、菊花清肝泻火；白芍柔肝滋阴。

2. 气血亏虚证　眩晕动则加剧，劳累即发，面色㿠白，神疲乏力，唇甲不华，心悸少寐，纳少腹胀，舌淡苔薄白，脉细弱。

证机概要：气血亏虚，清阳不展，脑失所养。治法：补益气血，调养心脾。代表方：归脾汤加减。常用药：党参、白术、黄芪益气健脾；当归、熟地、龙眼肉、大枣补血生血养心；茯苓、炒扁豆补中健脾；远志、枣仁养血安神。

3. 肾精不足证　眩晕日久不愈，精神萎靡，腰酸膝软，少寐多梦，健忘，或遗精滑泄，或颧红咽干，五心烦热，舌红少苔，脉细数；或面色㿠白，舌淡嫩，苔白，脉弱尺甚。

证机概要：肾精不足，髓海空虚，脑失所养。治法：滋养肝肾，益精填髓。代表方：左归丸加减。常用药：熟地、山萸肉、山药滋阴补肾；龟板、鹿角胶、紫河车滋肾助阳，益精填髓；杜仲、枸杞子、菟丝子补益肝肾；牛膝强肾益精。

4. 痰湿中阻证　眩晕，头重昏蒙，或伴视物旋转，呕吐痰涎，舌苔白腻，脉濡滑。

证机概要：痰浊中阻，上蒙清窍，清阳不升。治法：化痰祛湿，健脾和胃。代表方：半夏白术天麻汤加减。常用药：半夏、陈皮健脾燥湿化痰；白术、苡仁、茯苓健脾化湿；天麻化痰息风，止头眩。

5. 瘀血阻窍证　眩晕，头痛，兼见健忘，失眠，面唇紫暗，舌暗有瘀斑，脉涩或细涩。

证机概要：瘀血阻络，气血不畅，脑失所养。治法：祛瘀生新，活血通窍。代表方：通窍活血汤加减。常用药：川芎、赤芍、桃仁、红花活血化瘀，通窍止痛；白芷、菖蒲、老葱通窍理气，温经止痛；当归养血活血；地龙、全蝎善入经络，镇痉祛风。

中风

中风是以卒然昏仆，不省人事，半身不遂，口眼㖞斜，语言不利为主症的病证。病轻者可无昏仆而仅见半身不遂及口眼㖞斜等症状。

病因 内伤积损，劳欲过度，饮食不节，情志所伤，气虚邪中。

病机 基本病机总属阴阳失调，气血逆乱。病位在心脑，与肝肾密切相关。病理基础则为肝肾阴虚。

辨证要点 1. 辨中经络、中脏腑 中经络者虽有半身不遂、口眼㖞斜、语言不利，但意识清楚；中脏腑则昏不知人，或神志昏糊、迷蒙，伴见肢体不用。

2. 中脏腑辨闭证与脱证 闭证属实，因邪气内闭清窍所致，症见神志昏迷、牙关紧闭、口噤不开、两手握固、肢体强痉等。脱证属虚，乃为五脏真阳散脱，阴阳即将离决之候，临床可见神志昏愦无知、目合口开、四肢松懈瘫软、手撒肢冷汗多、二便自遗、鼻息低微等。此外，还有阴竭阳亡之分，并可相互关联。闭证常见于骤起，脱证则由闭证恶变转化而成，并可见内闭外脱之候。

治疗 中经络以平肝息风，化痰祛瘀通络为主。中脏腑闭证，治当息风清火，豁痰开窍，通腑泄热；脱证急宜救阴回阳固脱；对内闭外脱之证，则须醒神开窍与扶正固脱兼用。

证治分类

（一）中经络

1. 风痰入络证　肌肤不仁，手足麻木，突然发生口眼㖞斜，语言不利，口角流涎，舌强语謇，甚则半身不遂，则兼见手足拘挛，关节酸痛等症，舌苔薄白，脉浮数。

证机概要：脉络空虚，风痰乘虚入中，气血闭阻。治法：祛风化痰通络。代表方：真方白丸子加减。常用药：半夏、南星、白附子祛风化痰；天麻、全蝎息风通络；当归、白芍、鸡血藤、豨莶草养血祛风。

2. 风阳上扰证　平素头晕头痛，耳鸣目眩，突然发生口眼㖞斜，舌强语謇，或手足重滞，甚则半身不遂等症，舌质红苔黄，脉弦。

证机概要：肝火偏旺，阳亢化风，横窜经脉。治法：平肝潜阳，活血通络。代表方：天麻钩藤饮加减。常用药：天麻、钩藤平肝息风；珍珠母、石决明镇肝潜阳；桑叶、菊花清法泄热；黄芩、山栀清肝泻火；牛膝活血化瘀，引气血下行。

3. 阴虚风动证　平素头晕耳鸣，腰酸，突然发生口眼㖞斜，言语不利，手指瞤动，甚或半身不遂，舌质红，苔腻，脉弦细数。

证机概要：肝肾阴虚，风阳内动，风痰瘀阻经络。治法：滋阴潜阳，息风通络。代表方：镇肝息风汤加减。常用药：白芍、天冬、玄参、枸杞子滋阴柔肝息风；龙骨、牡蛎、龟板、代赭石镇肝潜阳；牛膝、当归活血化瘀，且引血下行；天麻、钩藤平肝息风。

（二）中脏腑

1. 闭证

（1）痰热腑实证　素有头痛眩晕，心烦易怒，突然发病，半身不遂，神识欠清或昏糊，痰多而黏，伴腹胀，便秘，舌质暗红，或有瘀点瘀斑，苔黄腻，脉弦滑或弦涩。

证机概要：痰热阻滞，风痰上扰，腑气不通。治法：通腑泄热，息风化痰。代表方：桃仁承气汤加减。常用药：桃仁、大黄、芒硝、枳实通腑泄热，凉血化瘀；陈胆星、黄芩、全瓜蒌清热化痰、桃仁、赤芍、丹皮凉血化瘀；牛膝引气血下行。

（2）痰火瘀闭证　上述症状加面赤身热，气粗口臭，躁扰不宁，苔黄腻，脉弦滑而数。

证机概要：肝阳暴涨，阳亢风动，痰火壅盛，气血上逆，神窍闭阻。治法：息风清火，豁痰开窍。代表方：羚角钩藤汤加减。常用药：羚羊角（或山羊角）、钩藤、珍珠母、石决明平肝息风；胆南星、竹沥、半夏、天竺黄、黄连清热化痰；菖蒲、郁金化痰开窍。

（3）痰浊瘀闭证　上述症状加面白唇暗，静卧不烦，四肢不温，痰涎壅盛，苔白腻，脉沉滑缓。

证机概要：痰浊偏盛，上壅清窍，内蒙心神，神机闭塞。治法：化痰息风，宣郁开窍。代表方：涤痰汤加减。常用药：半夏、茯苓、橘红、竹茹化痰；郁金、菖蒲、胆星豁痰开窍；天麻、钩藤、僵蚕息风化痰。

2. 脱证（阴竭阳亡）　突然昏仆，不省人事，目合口张，鼻鼾息微，手撒肢冷，汗多，大小便自遗，肢体软瘫，舌痿，脉细弱或脉微欲绝。

证机概要：正不胜邪，元气衰微，阴阳欲绝。治法：回阳救阴，益气固脱。代表方：参附汤合生脉散加味。常用药：人参、附子补气回阳；麦冬、五味子、山萸肉滋阴敛阳。

（三）恢复期

1. 气虚络瘀证　肢体偏枯不用，肢软无力，面色萎黄，舌质淡紫或有瘀斑，苔薄白，脉细涩或细弱。

证机概要：气虚血瘀，脉阻络痹。治法：益气养血，化瘀通络。代表方：补阳还五汤加减。常用药：黄芪补气以养血；桃仁、红花、赤芍、归尾、川芎养血活血，化瘀通经；地龙、牛膝引血下行，通络。

2. 肝肾亏虚证　半身不遂，患肢僵硬，拘挛变形，舌强不语，或偏瘫，肢体肌肉萎缩，舌红脉细，或舌淡红，脉沉细。

证机概要：肝肾亏虚，阴血不足，筋脉失养。治法：滋养肝肾。代表方：左归丸合地黄饮子加减。常用药：干地黄、首乌、枸杞、山萸肉补肾益精；麦冬、石斛养阴生津；当归、鸡血藤养血和络。

3. 风痰瘀阻证　证机概要：风痰阻络，气血运行不利。治法：搜风化痰，行瘀通络。代表方：解语丹加减。常用药：天麻、胆南星、天竺黄、半夏、陈皮息风化痰；地龙、僵蚕、全蝎搜风通络；远志、菖蒲化痰宣窍；豨莶草、桑枝、鸡血藤、丹参、红花祛风活血通络。

瘿病

瘿病是以颈前喉结两旁结块肿大为主要临床特征的一类疾病。

病因病机　病因主要是情志内伤、饮食及水土失宜，但也与体质因素有密切关系。基本病机是气滞、痰凝、血瘀壅结颈前。

诊断依据

1. 瘿病以颈前喉结两旁结块肿大为临床特征，可随吞咽动作而上下移动。初作可如樱桃或指头大小，一般生长缓慢。大小程度不一，大者可如囊如袋，触之多柔软，光滑，病程日久则质地较硬，或可扪及结节。

2. 多发于女性，常有饮食不节、情志不舒的病史，发病有一定的地区性。

3. 早期多无明显的伴随症状，发生阴虚火旺的病机转化时，可见低热、多汗多食易饮，面赤、脉数等表现。

治疗 以理气化痰，消瘿散结为基本治则。配合活血化瘀，滋阴降火。

证治分类

1. 气郁痰阻证 证机概要：气机郁滞，痰浊壅阻，凝结颈前。治法：理气舒郁，化痰消瘿。代表方：四海舒郁丸。常用药：昆布、海带、海藻、海螵蛸、海蛤壳、浙贝母化痰软坚，消瘿散结；郁金、青木香、青陈皮疏肝理气；桔梗载诸药上行兼以利咽。

2. 痰结血瘀证 证机概要：痰气交阻，血脉瘀滞，搏结成瘿。治法：理气活血，化痰消瘿。代表方：海藻玉壶汤。常用药：海藻、昆布、海带化痰软坚，消瘦散结；青皮、陈皮、半夏、胆南星、浙贝母、连翘、甘草理气化痰散结；当归、赤芍、川芎、丹参养血活血。

3. **肝火旺盛证**　证机概要：痰气交阻，气郁化火，壅结颈前。治法：清肝泻火，消瘿散结。代表方：栀子清肝汤合消瘰丸加减。常用药：柴胡疏肝解郁；栀子、丹皮清泄肝火；当归养血活血；白芍柔肝；配合牛蒡子散热利咽消肿；生牡蛎、浙贝母化痰软坚散结；玄参滋阴降火。

4. **心肝阴虚证**　证机概要：气火内结日久，心肝之阴耗伤。治法：滋阴降火，宁心柔肝。代表方：天王补心丹或一贯煎加减。常用药：以生地、沙参、玄参、麦冬、天冬养阴清热；人参、茯苓益气宁心；当归、枸杞子养肝补血；丹参、酸枣仁、栀子仁、五味子、远志养心安神；川楝子疏肝理气；桔梗载诸药上行兼以利咽。

水肿

水肿是体内水液潴留，泛滥肌肤，表现以头面、眼睑、四肢、腹背，甚至全身浮肿为特征的一类病证。

病因　风邪袭表，疮毒内犯，外感水湿，饮食不节，禀赋不足，久病劳倦。

病机 基本病理变化为肺失通调，脾失转输，肾失开阖，三焦气化不利。病理因素为风邪、水湿、疮毒、瘀血。

诊断依据

1. 水肿先从眼睑或下肢开始，继及四肢全身。

2. 轻者仅眼睑或足胫浮肿，重者全身皆肿；甚则腹大胀满，气喘不能平卧；更严重者可见尿闭或尿少，恶心呕吐，口有秽味，鼻衄牙宣，头痛，抽搐，神昏谵语等危象。

3. 可见乳蛾、心悸、疮毒、紫癜以及久病体虚病史。

治疗 以发汗、利尿、泻下逐水为基本原则，阳水以祛邪为主，应予发汗、利水或攻逐，同时配合清热解毒、理气化湿等法；阴水当以扶正为主，健脾温肾，同时配以利水、养阴、活血、祛瘀等法。

证治分类

（一）阳水

1. 风水相搏证 眼睑浮肿，继则四肢及全身皆肿，来势迅速，多有恶寒，发热，肢节酸楚，小便不利等症。偏于风热者，伴咽喉红肿疼痛，舌质红，脉浮滑数。偏于风寒者，兼恶寒，咳喘，舌苔薄白，脉浮滑或浮紧。

证机概要：风邪袭表，肺气闭塞，通调失职，风遏水阻。治法：疏风清热，宣肺行水。代表方：越婢加术汤加减。常用药：麻黄、杏仁、防风、浮萍疏风宣肺；白术、茯苓、泽泻、车前子淡渗利水；石膏、桑白皮、黄芩清热宣肺。

2. 湿毒侵淫证　证机概要：疮毒内归脾肺，三焦气化不利，水湿内停。治法：宣肺解毒，利湿内肿。代表方：麻黄连翘赤小豆汤合五味消毒饮加减。常用药：麻黄、杏仁、桑白皮、赤小豆宣肺利水；银花、野菊花、蒲公英、紫花地丁、紫背天葵清热解毒。

3. 水湿浸渍证　全身水肿，下肢明显，按之没指，小便短少，身体困重，胸闷，纳呆，泛恶，苔白腻，脉沉缓，起病缓慢，病程较长。

证机概要：水湿内侵，脾气受困，脾阳不振。治法：运脾化湿，通阳利水。代表方：五皮饮合胃苓汤加减。常用药：桑白皮、陈皮、大腹皮、茯苓皮、生姜皮化湿行水；苍术、厚朴、陈皮、草果燥湿健脾；桂枝、白术、茯苓、猪苓、泽泻温阳化气行水。

4. 湿热壅盛证　证机概要：湿热内盛，三焦壅滞，气滞水停。治法：分利湿热。代表方：疏凿饮子加减。常用药：羌活、秦艽、防风、大腹皮、茯苓皮、生姜皮疏风解表，发汗消肿，使在表之水从汗而解；猪苓、茯苓、泽泻、木通、椒目、赤小豆、黄柏清热利尿消肿；商陆、槟榔、生大黄通便逐水消肿。

（二）阴水

1. 脾阳虚衰证　证机概要：脾阳不振，运化无权，土不制水。治法：健脾温阳利水。代表方：实脾饮加减。常用药：干姜、附子、草果、桂桂温阳散寒利水；白术、茯苓、炙甘草、生姜、大枣健脾下气；茯苓、泽泻、车前子、木瓜利水消肿；木香、厚朴、大腹皮理气行水。

2. 肾阳衰微证　证机概要：脾肾阳虚，水寒内聚。治法：温肾助阳，化气行水。代表方：济生肾气丸合真武汤加减。常用药：附子、肉桂、巴戟天、仙灵脾温补肾阳；白术、茯苓、泽泻、车前子通利小便；牛膝引药下行。

3. 痰水互结证　证机概要：水停湿阻，气滞血瘀，三焦气化不利。治法：活血祛瘀，化气利水。代表方：桃红四物汤合五苓散。常用药：当归、赤芍、川芎、丹参养血活血；益母草、红花、凌霄花、路路通、桃仁活血通络；桂枝、附子通阳化气；茯苓、泽泻、车前子利水消肿。

淋证

淋证是指以小便频数短涩，淋沥刺痛，小腹拘急引痛为主症的病证。

基本病理　湿热蕴结下焦，肾与膀胱气化不利，其病位在膀胱与肾。

诊断依据

1. 小便频数，淋沥涩痛，小腹拘急引痛，为各种淋证的主症，是诊断淋证的主要依据。还需根据各种淋证的不同临床特征，确定不同的淋证类型。

2. 病久或反复发作后，常伴有低热，腰痛，小腹坠胀，疲劳等。

3. 多见于已婚女性，每因疲劳、情志变化、不洁房事而诱发。

治疗 实则清利，虚则补益。

证治分类

1. *热淋* 小便频数短涩，灼热刺痛，溺色黄赤，或有寒热，口苦，或有大便秘结，苔黄腻，脉滑数。

证机概要：湿热蕴结下焦，膀胱气化失司。治法：清热利湿通淋。代表方：八正散加减。常用药：瞿麦、萹蓄、车前子、滑石、萆薢利湿通淋；大黄、黄柏、蒲公英、紫花地丁清热解毒。

2. *石淋* 尿中夹砂石，排尿涩痛，一侧腰腹绞痛难忍，甚则牵及外阴，舌红少苔，脉细带数。

证机概要：湿热蕴结下焦，尿液煎熬成石，膀胱气化失司。治法：清热利湿，排石通淋。代表方：石苇散加减。常用药：瞿麦、萹蓄、通草、滑石清热利湿通淋；金钱草、海金砂、鸡内金、石苇排石化石；穿山甲、虎杖、王不留行、牛膝活血软坚；青皮、乌药、沉香理气导滞。

3. 血淋　小便热涩刺痛，尿色深红，或夹有血块，疼痛满急加剧，或见心烦，舌尖红，苔黄，脉滑数。

证机概要：湿热下注膀胱，热甚灼热，迫血妄行。治法：清热通淋，凉血止血。代表方：小蓟饮子加减。常用药：小蓟、生地黄、白茅根、旱莲草凉血止血；木通、生草梢、山栀、滑石清热泻火通淋；当归、蒲黄、土大黄、三七、马鞭草通络止血。

4. 气淋　郁怒之后，小便涩带，淋沥不宣，少腹胀满疼痛，苔薄白，脉弦。

证机概要：气机郁结，膀胱气化不利。治法：理气疏导，通淋利尿。代表方：沉香散加减。常用药：沉香、青皮、乌药、香附疏肝理气；石苇、滑石、冬葵子、车前子利尿通淋。

5. 膏淋　小便浑浊，乳白或如米泔水，上有浮油，置之沉淀，或伴有絮状凝块物，口干，苔黄腻，舌质红，脉濡数。

证机概要：湿热下注，阻滞络脉，脂汁外溢。治法：清热利湿，分清泄浊。代表方：程氏萆薢分清饮加减。常用药：萆薢、石菖蒲、黄柏、车前子清热利湿；飞廉、水蜈蚣、向日葵心分清泌浊；莲子心、连翘心、丹皮、灯芯草清心泄热。

6. 劳淋　小便不甚赤涩，溺痛不甚，但淋沥不已，遇劳即发，病程缠绵，舌质淡，脉细弱。

证机概要：湿热留恋，脾肾两虚，膀胱气化无权。治法：补脾益肾。代表方：无比山药丸加减。常用药：山茱萸、菟丝子、芡实、金樱子、煅牡蛎、五味子、赤石脂、肉苁蓉益肾固摄；党参、黄芪、淮山药、莲子肉补气健脾；茯苓、薏苡仁、泽泻、扁豆衣化湿化水。

癃闭

癃闭是以小便量少，排尿困难，甚则小便闭塞不通为主症的一种病证。

病因 外邪侵袭，饮食不节，情志内伤，瘀浊内停。

病机 膀胱气化功能失调，其病位主要在膀胱与肾。

治疗 实证者宜清邪热，利气机，散瘀结；虚证者宜补脾肾，助气化。

证治分类

1. 膀胱湿热证　小便点滴不通，或量极少而短赤灼热，小腹胀满，口苦口黏，或口渴不欲饮，或大便不畅，舌质红，苔黄腻，脉数。

证机概要：湿热壅结下焦，膀胱气化不利。治法：清利湿热，通利小便。代表方：八正散加减。常用药：黄柏、山栀、大黄、滑石清热利湿；瞿麦、萹蓄、茯苓、泽泻、车前子通利小便。

2. 脾气不升证　小腹坠胀，时欲小便而不得出，神疲乏力，食欲不振，气短而语声低微，舌淡，苔薄脉细。

证机概要：脾虚运化无力，升清降浊失职。治法：升清降浊，化气行水。代表方：补中益气汤合春泽汤加减。常用药：人参、党参、黄芪、白术益气健脾；桂枝、肉桂通阳以助膀胱气升；升麻、柴胡升提中气；茯苓、猪苓、泽泻、车前子利水渗湿。

3. 肾阳衰惫证　小便不通或点滴不爽，面色晄白，神气怯弱，腰膝冷而酸软无力，舌淡胖，苔薄白，脉沉细或弱。

证机概要：肾中阳气虚衰，气化不及州都。治法：温补肾阳，化气利水。代表方：济生肾气丸加减。常用药：附子、肉桂、桂枝温肾通阳；地黄、山药、山茱萸补肾滋阴；车前子、茯苓、泽泻利尿。

4. 肺热壅盛证　证机概要：肺热壅盛，失于肃降，不能通调水道，无以下输膀胱。治法：清泄肺热，通利水道。代表方：清肺饮加减。常用药：黄芩、桑白皮、鱼腥草清泄肺热；麦冬、芦根、天花粉、地骨皮清肺生津养阴；车前子、茯苓、泽泻、猪苓通利小便。

5. 肝郁气滞证　证机概要：肝气失于疏泄，三焦气机失宣，膀胱气化不利。治法：疏利气机，通利小便。代表方：沉香散加减。常用药：沉香、橘皮、柴胡、青皮、乌药疏肝理气；当归、王不留行、郁金行下焦气血；石苇、车前子、冬葵子、茯苓通利小便。

6. **浊瘀阻塞证** 证机概要：瘀血败精，阻塞尿路，水道不通。治法：行瘀散结，通利水道。代表方：代抵当丸加减。常用药：当归尾、山甲片、桃仁、莪术活血化瘀；大黄、芒硝、郁金通瘀散结；肉桂、桂枝助膀胱气化。

阳痿

阳痿是指成年男子性交时，由于阴茎痿软不举，或举而不坚，或坚而不久，无法进行正常性生活的病证。但对发热、过度劳累、情绪反常等因素造成的一时性阴茎勃起障碍，不能视为病态。

诊断依据

1. 成年男子性交时，阴茎痿而不举，或举而不坚、或坚而不久，无法进行正常性生活。但须除外阴茎发育不良引起的性交不能。

2. 常有神疲乏力，腰酸膝软，畏寒肢冷，夜寐不安，精神苦闷，胆怯多疑，或小便不畅，滴沥不尽等症。

3. 本病常有房劳过度，手淫频繁，久病体弱，或有消渴、惊悸、郁证等病史。

病证鉴别

阳痿与早泄。

证治分类

1. 命门火衰证　阳事不举，或举而不坚，精薄清冷，神疲倦怠，畏寒肢冷，面色㿠白，头晕耳鸣，腰膝酸软，夜尿清长，舌淡胖，苔薄白，脉沉细。

证机概可：命门火衰，精气虚冷，宗筋失养。治法：温肾壮阳。代表方：赞育丸加减。常用药：巴戟天、肉桂、仙灵脾、韭菜子壮命门之火；熟地黄、山茱萸、枸杞子、当归滋阴养血，从阴求阳。

2. 心脾亏虚证　阳痿不举，心悸，失眠多梦，神疲乏力，面色萎黄，食少纳呆，腹胀便溏，舌淡，苔薄白，脉细弱。

证机概要：心脾两虚，气血乏源，宗筋失养。治法：补益心脾。代表方：归脾汤加减。常用药：党参、黄芪、白术、茯苓补气助运；当归、熟地黄、枣仁、远志养血安神；仙灵脾、补骨脂、九香虫、阳起石温补肾阳；木香、香附理气解郁。

3. 肝郁不舒证　阳事不起，或起而不坚，心情抑郁，胸胁胀痛，脘闷不适，食少便溏，苔薄白，脉弦。

证机概要：肝郁气滞，血行不畅，宗筋所聚无能。治法：疏肝解郁。代表方：逍遥散加减。常用药：柴胡、香附、郁金、川楝子疏肝理气；当归、白芍、生地黄、枸杞养血柔肝；白术、茯苓、甘草健脾助运。

4. 惊恐伤肾证　阳痿不振，心悸易惊，胆怯多疑，夜多噩梦，常有被惊吓史，苔薄白，脉弦细。

证机概要：惊恐伤肾，肾精破散，心气逆乱，气血不达宗筋。治法：益肾宁神。代表方：启阳娱心丹加减。常用药：人参、菟丝子、当归、白芍益肾补肝壮胆；远志、茯神、龙齿、石菖蒲宁心安神；柴胡、香附、郁金理气疏郁。

5. 湿热下注证　阴茎痿软，阴囊潮湿，瘙痒腥臭，睾丸坠胀作痛，小便赤涩灼痛，胁胀腹闷，肢体困倦，泛恶口苦，舌红苔黄腻，脉滑数。

证机概要：湿热下注肝经，宗筋经络失畅。治法：清利湿热。代表方：龙胆泻肝汤加减。常用药：龙胆草、丹皮、山栀、黄芩清肝泻火；木通、车前子、泽泻、土茯苓清利湿热；柴胡、香附疏肝理气；当归、生地黄、牛膝凉血坚阴。

遗精

遗精是指不因性生活而精液遗泄的症证，其中因梦而遗精的称“梦遗”，尤梦而遗精，甚至清醒时精液流出的谓“滑精”。必须指出，凡成年未婚男子，或婚后夫妻分居，长期无性生活者，一月遗精1～2次属生理现象。如遗精次数过多，每周2次以上，或清醒时流精，并有头昏，精神萎靡，腰腿酸软，失眠等症，则属病态。

诊断依据

1. 男子梦中遗精，每周超过2次以上；或清醒时，不因性生活而排泄精液者。

2. 常伴有头昏 精神萎靡，腰腿酸软，失眠等症。

3. 本病常有恣情纵欲，情志内伤，久嗜醇酒厚味等病史。

病证鉴别

1. 遗精与早泄。2. 遗精与走阳。3. 遗精与精浊。

证治分类

1. 君相火旺证 少寐多梦，梦则遗精，阳事易举，心中烦热，头晕目眩，口苦胁痛，小便短赤，舌红苔薄黄，脉弦数。

证机概要：君火妄动，相火随之，迫精妄泄。治法：清心泄肝。代表方：黄连清心饮合三才封髓丹加减。常用药：黄连、山栀、灯芯草清心火；知母、黄柏、丹皮泄相火；生地黄、熟地黄、天门冬滋水养阴；远志、枣仁、茯神养心安神。

2. 湿热下注证 遗精时作，小溲黄赤，热涩不畅，口苦而腻，舌质红，苔黄腻，脉濡数。

证机概要：湿热蕴滞，下扰精室。治法：清热利湿。代表方：程氏萆薢分清饮加减。常用药：萆薢、黄柏、茯苓、车前子清热利湿；

莲子心、石菖蒲、丹参清心安神；白术、薏苡仁健脾化湿。

3. 劳伤心脾证　劳则遗精，失眠健忘，心悸不宁，面色萎黄，神疲乏力，纳差便溏，舌淡苔薄，脉弱。

证机概要：心脾两虚，气虚神浮，气不摄精。治法：调补心脾，益气摄精。代表方：妙香散加减。常用药：人参、黄芪、山药益气生精；茯神、远志清心调神；木香、桔梗、升麻理气，升清。

4. 肾气不固证　多为无梦而遗，甚则滑泄不禁，精液清稀而冷，

形寒肢冷，面色㿠白，头昏目眩，腰膝酸软，阳痿早泄，夜尿清长，舌淡胖，苔白滑，脉沉细。

证机概要：肾元虚衰，封藏失职，精关不固。治法：补肾固精。代表方：金锁固精丸加减。常用药：沙苑子、杜仲、菟丝子、山药补肾益精；莲须、龙骨、牡蛎涩精止遗；金樱子、芡实、莲子、山茱萸补肾涩精。

郁证

郁证是由于情志不舒、气机郁滞所致，以心情抑郁、情绪不宁、胸部满闷、胁肋胀痛，或易怒喜哭，或咽中如有异物梗塞等症为主要临床表现的一类病证。

病因　情志失调，体质因素。

病机　七情所伤，情志不遂，或郁怒伤肝，导致肝气郁结而为病，故病位主要在肝，但可涉及心、脾、肾。

诊断依据

1. 以忧郁不畅，情绪不宁，胸胁胀满疼痛为主要临床表现，或有易怒易哭，或有咽中如有炙脔，吞之不下，咯之不出的特殊症状。

2. 大多数患者有忧愁、焦虑、悲哀、恐惧、愤懑等情志内伤的病史。并且郁证病情的反复常与情志因素密切相关。

3. 多发于青中年女性。无其他症证的症状及体征。

治疗　理气开郁、调畅气机、怡情易性。

证治分类

1. 肝气郁结证　精神抑郁，情绪不宁，胸部满闷，胁肋胀痛，痛无定处，脘闷嗳气，不思饮食，大便不调，苔薄腻，脉弦。

证机概要：肝郁气滞，脾胃失和。治法：疏肝解郁，理气畅中。代表方：柴胡疏肝散加减。常用药：柴胡、香附、枳壳、陈皮疏肝解郁，理气畅中；郁金、青皮、苏梗、合欢皮调气解郁；川芎理气活血；芍药、甘草柔肝缓急。

2. 气郁化火证　性情急躁易怒，胸胁胀满，口苦而干，或头痛，目赤，耳鸣，或嘈杂吞酸，大便秘结，舌质红，苔黄，脉弦数。

证机概要：肝郁化火，横逆犯胃。治法：疏肝解郁，清肝泻火。代表方：丹栀逍遥散加减。常用药：柴胡、薄荷，郁金、制香附疏肝解郁；当归、白芍养血柔肝；白术、茯苓健脾祛湿；丹皮、栀子清肝泻火。

3. 痰气郁结证　精神抑郁，胸部闷塞，胁肋胀满，咽中如有物梗塞，吞之不下，咯之不出，苔白腻，脉弦滑。

证机概要：气郁痰凝，阻滞胸咽。治法：行气开郁，化痰散结。代表方：半夏厚朴汤加减。常用药：厚朴、紫苏理气宽胸，开郁畅中；半夏、茯苓、生姜化痰散结，和胃降逆。

4. 心神失养证　精神恍惚，心神不宁，多疑易惊，悲忧善哭，喜怒无常，或时时欠伸，或手舞足蹈，骂詈喊叫等，舌质淡，脉弦。此种证候多见于女性，常因精神刺激而诱发。

证机概要：营阴暗耗，心神失养。治法：甘润缓急，养心安神。代表方：甘麦大枣汤加减。常用药：甘草甘润缓急；小麦味甘微寒，补益心气；大枣益脾养血；郁金、合欢花解郁安神。

5. 心脾两虚证　多思善疑，头晕神疲，心悸胆怯，失眠健忘，纳差，面色不华，舌质淡，苔薄白，脉细。

证机概要：脾虚血亏，心失所养。治法：健脾养心，补益气血。代表方：归脾汤加减。常用药：党参、茯苓、白术、甘草、黄芪、当归、龙眼肉等益气健脾生血；酸枣仁、远志、茯苓养心安神；木香、神曲理气醒脾。

6. **心肾阴虚证** 情绪不宁，心悸、健忘，失眠，多梦，五心烦热，盗汗，口咽干燥，舌红少津，脉细。

证机概要：阴精亏虚，阴不涵阳。治法：滋养心肾。代表方：天王补心丹合六味地黄丸加减。常用药：地黄、怀山药、山茱萸、天冬、麦冬、玄参滋心肾；西洋参、茯苓、五味子、当归益气养血；柏子仁、酸枣仁、远志、丹参养心安神；丹皮凉血清热。

血证

凡血液不循常道，或上溢于口鼻诸窍，或下泄于前后二阴，或渗出于肌肤，所形成的一类出血性疾患，统称为血证。

病机 各种原因导致脉络损伤或血液妄行时，就会引起血液溢出脉外而形成血证。

诊断依据

血证具有明显的证候特征，即表现血液或从口、鼻，或从尿道、肛门，或从肌肤而外溢。表现为：鼻衄；齿衄；咳血；吐血；便血；

尿血；紫斑。

治疗 可归纳为治火、治气、治血三个原则。

证治分类

（一）鼻衄

1. 热邪犯肺证 鼻燥衄血，口干咽燥，或兼有身热，恶风，头痛，咳嗽，痰少等症，舌质红，苔薄，脉数。

证机概要：燥热伤肺，血热妄行，上溢清窍。治法：清泄肺热，凉血止血。代表方：桑菊饮加减。常用药：桑叶、菊花、薄荷、连翘辛凉轻透，宣散风热；桔梗、杏仁、甘草宣降肺气，利咽止咳；芦根清热生津；丹皮、茅根、旱莲草、侧柏叶凉血止血。

2. 胃热炽盛证 鼻衄，或兼齿衄，血色鲜红，口渴欲饮，鼻干，口干臭秽，烦躁，便秘，舌红，苔黄，脉数。

证机概要：胃火上炎，迫血妄行。治法：清胃泻火，凉血止血。代表方：玉女煎加减。常用药：石膏、知母清胃泻火；地黄、麦冬养阴清热；牛膝引血下行；大蓟、小蓟、白茅根、藕节凉血止血。

3. 肝火上炎证　鼻衄，头痛，目眩，耳鸣，烦躁易怒，两目红赤，口苦，舌红，脉弦数。

证机概要：火热上炎，迫血妄行，上溢清窍。治法：清肝泻火，凉血止血。代表方：龙胆泻肝汤加减。常用药：龙胆草、柴胡、栀子、黄芩清肝泻火；木通、泽泻、车前子清利湿热；生地、当归、甘草滋阴养血；白茅根、蒲黄、大蓟、小蓟、藕节凉血止血。

4. 气血亏虚证　证机概要：气虚不摄，血溢清窍，血去气伤，气血两亏。治法：补气摄血。代表方：归脾汤加减。常用药：党参、茯苓、白术、甘草补气健脾；当归、黄芪益气生血；酸枣仁、远志、龙眼肉补心益脾，安神定志；木香理气醒脾；阿胶、仙鹤草、茜草养血止血。

（二）齿衄

1. 胃火炽盛证　证机概要：胃火内炽，循经上犯，灼伤血络。治法：清胃泻火，凉血止血。代表方：加味清胃散合泻心汤加减。常用药：生地、丹皮、水牛角清热凉血；大黄、黄连、黄芩、连翘清热泻火；当归、甘草养血和中；白茅根、大蓟、小蓟、藕节凉血止血。

2. 阴虚火旺证　证机概要：肾阴不足，虚火上炎，络损血溢。治法：滋阴降火，凉血止血。代表方：六味地黄丸合茜根散加减。常用药：熟地黄、山药、山茱萸、茯苓、丹皮、泽泻养阴补肾，滋阴降火；茜草根、黄芩、侧柏叶凉血止血；阿胶养血止血。

（三）咳血

1. 燥热伤肺证　喉痒咳嗽，痰中带血，口干鼻燥，或有身热，舌质红，少津，苔薄黄，脉数。

证机概要：燥热伤肺，肺失清肃，肺络受损。治法：清热润肺，宁络止血。代表方：桑杏汤加减。常用药：桑叶、栀子、淡豆豉清宣肺热；沙参、梨皮养阴清热；贝母、杏仁肃肺止咳；白茅根、茜草、藕节、侧柏叶凉血止血。

2. 肝火犯肺证　咳嗽阵作，痰中带血或纯血鲜红，胸胁胀痛，烦躁易怒，口苦，舌质红，苔薄黄，脉弦数。

证机概要：木火刑金，肺失清肃，肺络受损。治法：清肝泻火，凉血止血。代表方：泻白散合黛蛤散加减。常用药：青黛、黄芩清肝凉血；桑白皮、地骨皮清泻肺热；海蛤壳、甘草清肺化痰；旱莲草、白茅根、大小蓟凉血止血。

3. 阴虚肺热证　咳嗽痰少，痰中带血，或反复咳血，血色鲜红，口干咽燥，颧红，潮热盗汗，舌质红，脉细数。

证机概要：虚火灼肺，肺失清肃，肺络受损。治法：滋阴润肺，宁络止血。代表方：百合固金汤加减。常用药：百合、麦冬、玄参、生地、熟地滋阴清热，养阴生津；当归、白芍柔润养血；贝母、甘草肃肺化痰止咳；白芨、藕节、白茅根、茜草止血。

（四）吐血

1. 胃热壅盛证　证机概要：胃热内郁，热伤胃络。治法：清胃泻火，化瘀止血。代表方：泻心汤合十灰散加减。常用药：黄芩、黄连、大黄苦寒泻火；丹皮、栀子清热凉血；大蓟、小蓟、侧柏叶、茜草根、白茅根清热凉血止血；棕榈皮收敛止血。且大蓟、小蓟、茜草根兼有活血化瘀的作用，故有止血而不留瘀的优点。

2. 肝火犯胃证　吐血色红或紫黯，口苦胁痛，心烦易怒，寐少梦多，舌质红绛，脉弦数。

证机概要：肝火横逆，胃络损伤。治法：泻肝清胃，凉血止血。代表方：龙胆泻肝汤加减。常用药：龙胆草、柴胡、黄芩、栀子清肝泻火；泽泻、木通、车前子清热利湿；生地、当归滋阴养血；白茅根、藕节、旱莲草、茜草凉血止血。

3. 气虚血溢证　证机概要：中气亏虚，统血无权，血液外溢。治法：健脾益气摄血。代表方：归脾汤加减。常用药：党参、茯苓、白术、甘草补气健脾；当归、黄芪益气生血；木香理气醒脾；阿胶、仙鹤草养血止血；炮姜炭、白芨、乌贼骨温经固涩止血。

（五）便血

1. 肠道湿热证　证机概要：湿热蕴结，脉络受损，血溢肠道。治法：清化湿热，凉血止血。代表方：地榆散合槐角丸加减。常用药：地榆、茜草、槐角凉血止血；栀子、黄芩、黄连清热燥湿，泻火解毒；茯苓淡渗利湿；防风、枳壳、当归疏风理气活血。

2. 气虚不摄证　证机概要：中气亏虚，气不摄血，血溢胃肠。治法：益气摄血。代表方：归脾汤加减。常用药：党参、茯苓、白术、甘草补气健脾；当归、黄芪益气生血；酸枣仁、远志、龙眼肉补锌益脾，安神定志；木香理气健脾；阿胶、槐花、地榆、仙鹤草养血止血。

3. 脾胃虚寒证　证机概要：中焦虚寒，统血无力，血溢胃肠。治法：健脾温中，养血止血。代表方：黄土汤加减。常用药：灶心土、

炮姜温中止血；白术、附子、甘草温中健脾；地黄、阿胶养血止血；黄芩苦寒坚阴，起反佐作用；白芨、乌贼骨收敛止血；三七、花蕊石活血止血。

（六）尿血

1. 下焦湿热证　小便黄赤灼热，尿血鲜红，心烦口渴，面赤口疮，夜寐不安，舌质红，脉数。

证机概要：热伤阴络，血渗膀胱。治法：清热利湿，凉血止血。代表方：小蓟饮子加减。常用药：小蓟、生地、藕节、蒲黄凉血止

血；栀子、木通、竹叶清热泻火；滑石、甘草利水清热，导热下行；当归养血活血。

2. 肾虚火旺证　证机概要：虚火内炽，灼伤脉络。治法：滋阴降火，凉血止血。代表方：知柏地黄丸加减。常用药：地黄、淮山药、山茱萸、茯苓、泽泻、丹皮滋补肾阴；知母、黄柏滋阴降火；旱莲草、大蓟、小蓟、藕节、蒲黄凉血止血。

3. 脾不统血证　久病尿血，甚或兼见齿衄、肌衄，食少，体倦乏力，气短声低，面色不华，舌质淡，脉细弱。

证机概要：中气亏虚，统血无力，血渗膀胱。治法：补中健脾，益气摄血。代表方：归脾汤加减。常用药：党参、茯苓、白术、甘草补气健脾；当归、黄芪益气生血；酸枣仁、远志、龙眼肉补心益脾，安神定志；木香理气醒脾；熟地、阿胶、仙鹤草、槐花等养血止血。

4. 肾气不固证　证机概要：肾虚不固，血失藏摄。治法：补益肾气，固摄止血。代表方：无比山药丸加减。常用药：熟地、山药、山茱萸、怀牛膝补肾益精；肉苁蓉、菟丝子、杜仲、巴戟天温肾助阳；

茯苓、泽泻健脾利水；五味子、赤石脂益气固涩；仙鹤草、蒲黄、槐花、紫珠草等止血。

（七）紫斑

1. 血热妄行证　证机概要：热壅经络，迫血妄行，血溢肌腠。治法：清热解毒，凉血止血。代表方：十灰散加减。常用药：大蓟、小蓟、侧柏叶、茜草根、白茅根清热凉血止血；棕榈皮收敛止血；丹皮、栀子清热凉血；大黄通腑泻热。

2. 阴盛火旺证　证机概要：虚火内炽，灼伤脉络，血溢肌腠。治法：滋阴降火，宁络止血。代表方：茜根散加减。常用药：茜草根、黄芩、侧柏叶清热凉血止血；生地、阿胶滋阴养血止血；甘草和中解毒。

3. 气不摄血证　证机概要：中气亏虚，统摄无力，血溢肌腠。治法：补气摄血。代表方：归脾汤加减。常用药：党参、茯苓、白术、甘草补气健脾；当归、黄芪益气生血；酸枣仁、远志、龙胆肉补心益脾，安神定志；木香理气醒脾；仙鹤草、棕榈炭、地榆、蒲黄、茜草根、紫河车止血消斑。

痰饮

痰饮是指体内水液输布、运化失常，停积于某些部位的一类病证。

病因病机　痰饮的成因为外感寒湿、饮食不当或劳欲所伤，以致肺、脾、肾三脏功能失调，水谷不得化为精微输布全身，津液停积为患。

诊断依据

1. 痰饮　心下满闷，呕吐清水痰涎，胃肠沥沥有声，形体昔肥今瘦，属饮停胃肠。

2. 悬饮　胸胁饱满，咳唾引痛，喘促不能平卧，或有肺痨病史，属饮流胁下。

3. 溢饮　身体疼痛而沉重，甚则肢体浮肿，当汗出而不汗出，或伴咳喘，属饮溢肢体。

4. 支饮　咳逆倚息，短气不得平卧，其形如肿，属饮邪支撑胸肺。

治疗 以温化为原则。

证治分类

（一）痰饮

脾阳虚弱证 胸胁支满，心下痞闷，胃中有振水音，脘腹喜温畏冷，泛吐清水痰涎，饮入易吐，口渴不欲饮水，头晕目眩，心悸气短，食少，大便或溏，形体逐渐消瘦，舌苔白滑，脉弦细而滑。

证机概要：脾阳虚弱，饮停于胃，清阳不升。治法：温脾化饮。代表方：苓桂术甘汤合小半夏加茯苓汤加减。常用药：桂枝、甘草辛甘化阳，通阳化气；白术、茯苓健脾渗湿；半夏、生姜和胃降逆。

（二）悬饮

1. 饮停胸胁证 证机概要：饮停胸胁，脉络受阻，肺气郁滞。治法：泻肺祛饮。代表方：椒目瓜蒌汤合十枣汤或控涎丹加减。常用药：葶苈子、桑白皮泻肺逐饮；苏子、瓜蒌皮、杏仁、枳壳降气化痰；川椒目、茯苓、猪苓、泽泻、冬瓜皮、车前子利水导饮；甘遂、大戟、芫花攻逐水饮。

2. 络气不和证　胸胁疼痛，如灼如刺，胸闷不舒，呼吸不畅，或有闷咳，甚则迁延，经久不已，阴雨天更甚，可见病侧胸廓变形，舌苔暗，质暗，脉弦。

证机概要：饮邪久郁，气机不利，络脉痹阻。治法：理气和络。代表方：香附旋覆花汤加减。常用药：旋覆花、苏子降气化痰；柴胡、香附、枳壳疏肝理气解郁；郁金、延胡索利气通络；当归须、赤芍、沉香行瘀通络。

3. 阴虚内热证　咳呛时作，胸胁闷痛，咳吐少量黏痰，伴口干咽燥，或午后潮热，颧红，心烦，手足心热，盗汗，或伴胸胁闷痛，病久不复，形体消瘦，舌质偏红，少苔，脉小数。

证机概要：饮邪久郁，气机不利，络脉痹阻。治法：理气和络。代表方：沙参麦冬汤合泻白散加减。常用药：沙参、麦冬、玉竹、白芍、天花粉养阴主津；桑白皮、桑叶、地骨皮、甘草清肺降火止咳。

（三）溢饮

表寒里饮证　证机概要：肺脾失调，寒水内留，泛流肢体。治法：发表化饮。代表方：小青龙汤加减。常用药：麻黄、桂枝解表散寒；半夏、干姜、细辛温化寒饮；五味子温敛肺气；白芍、炙甘草甘缓和中，缓和麻、桂辛散太过。

（四）支饮

寒饮伏肺证　证机概要：寒饮伏肺，遇感引动，肺失宣降。治法：宣肺化饮。代表方：小青龙汤加减。常用药：麻黄、桂枝、干姜、细辛温肺散寒化饮；半夏、厚朴、苏子、杏仁、甘草化痰利气；五味子温敛肺气。

消渴

消渴是以多饮、多食、多尿、乏力、消瘦，或尿有甜味为主要临床表现的一种病证。

病因病机　病因禀赋不足、饮食失节、情志失调、劳欲过度等，病机阴津亏损，燥热偏胜，而以阴虚为本，燥热为标，两者互为因果。

辨病位　消渴病的“三多”症状，往往同时存在，但根据其程度的轻重不同，而有上、中、下三消之分，及肺燥、胃热、肾虚之别。通常以肺燥为主，多饮症状较突出者，称为上消；以胃热为主，多食症状较为突出者，称为中消；以肾虚为主，多尿症状较少突出者，称为下消。

治疗 清热润燥、养阴生津。治上消者，宜润其肺，兼清其胃；治中消者，宜清其胃，兼滋其肾；治下消者，宜滋其肾，兼补其肺。

证治分类

（一）上消

肺热津伤证　证机概要：肺脏燥热，津液失布。治法：清热润肺，生津止渴。代表方：消渴方加减。常用药：天花粉、葛根、麦冬、生地、藕汁主津清热，养阴增液；黄连、黄芩、知母清热降火。

（二）中消

1. 胃热炽盛证　证机概要：胃火内炽，胃热消谷，耗伤津液。治法：清胃泻火，养阴增液。代表方：玉女煎加减。常用药：生石膏、知母、黄连、栀子清胃泻火；玄参、生地黄、麦冬滋肺胃之阴；川牛膝活血化瘀，引热下行。

2. 气阴亏虚证 证机概要：气阴不足，脾失健运。治法：益气健脾，生津止渴。代表方：七味白术散加减。常用药：黄芪、党参、白术、茯苓、怀山药、甘草益气健脾；木香、藿香醒脾行气散津；葛根升清生津；天冬、麦冬养阴生津。

（三）下消

1. 肾阴亏虚证 证机概要：肾阴亏虚，肾失固摄。治法：滋阴固

肾。代表方：六味地黄丸加减。常用药：熟地黄、山萸肉、枸杞子、五味子固肾益精；怀山药滋补脾阴，固摄精微；茯苓健脾渗湿；泽泻、丹皮清泄火热。

2. 阴阳两虚证 证机概要：阴损及阳，肾阳衰微，肾失固摄。治法：滋阴温阳，补肾固涩。代表方：金匮肾气丸加减。常用药：熟地黄、山萸肉、枸杞子、五味子固肾益精；怀山药滋补脾阴，固摄精微；茯苓健脾渗湿；附子、肉桂温肾助阳。

自汗、盗汗

自汗、盗汗是指由于阴阳失调，腠理不固，而致汗液外泄失常的病证。不因外界环境因素的影响，而白昼时时汗出，动辄益甚者，称为自汗；寐中汗出，醒来自止者，称为盗汗，亦称为寝汗。

病机 主要是阴阳失调，腠理不固，以致汗液外泄失常。

证治分类

1. 肺卫不固证 汗出恶风，稍劳汗出尤甚，或表现半身、某一局部出汗，易于感冒，体倦乏力，周身酸楚，面色㿠白少华，苔薄白，脉细弱。

证机概要：肺气不足，表虚失固，营卫不和，汗液外泄。治法：益气固表。代表方：桂枝加黄芪汤或玉屏风散加减。常用药：桂枝温经解肌；白芍和营敛阴，两药合用，一散一收，调和营卫；生姜、大枣、甘草辛温和中；黄芪益气固表，少佐防风达表。

2. 心血不足证 证机概要：心血耗伤，心液不藏。治法：养血补心。代表方：归脾汤加减。常用药：人参、黄芪、白术、茯苓益气健脾；当归、龙眼肉补血养血；酸枣仁、远志养心安神；五味子、牡蛎、浮小麦收涩敛汗。

3. 阴虚火旺证　夜寐盗汗，或有自汗，五心烦热，或兼午后潮热，两颧色红，口渴，舌红少苔，脉细数。

证机概要：虚火内灼，副津外泄。治法：滋阴降火。代表方：当归六黄汤加减。常用药：当归、生地黄、熟地黄滋阴养血，壮水之主，以制阳光；黄连、黄芩、黄柏苦寒清热，泻火坚阴；五味子、乌梅敛阴止汗。

4. 邪热郁蒸证　证机概要：湿热内蕴，逼津外泄。治法：清肝泄热，化湿和营。代表方：龙胆泻肝汤加减。常用药：龙胆草、黄芩、栀子、柴胡清肝泄热；泽泻、木通、车前子清利湿热；当归、生地滋阴养血和劳；糯稻根清热利湿，敛阴止汗。

内伤发热

内伤发热是指以内伤为病因，脏腑功能失调，气、血、阴、阳失衡为基本病机，以发热为主要临床表现的病证。

病机　主要为气、血、阴、阳亏虚，以及气、血、湿等郁结壅遏而致发热两类。

证治分类

1. 阴虚发热证　午后潮热，或夜间发热，不欲近衣，手足心热，烦躁，少寐多梦，盗汗，口干咽燥，舌质红，或有裂纹，苔少甚至无苔，脉细数。

证机概要：阴虚阳盛，虚火内炽。治法：滋阴清热。代表方：清骨散加减。常用药：银柴胡、知母、胡黄连、地骨皮、青蒿、秦艽清退虚热；鳖甲滋阴潜阳；盗汗较甚者，可去青蒿，加牡蛎、浮小麦、糯稻根固表敛汗。

2. 血虚发热证　发热，热势多为低热，头晕眼花，身倦乏力，心悸不宁，面白少华，唇甲色淡，舌质淡，脉细弱。

证机概要：血虚失养，阴不配阳。治法：益气养血。代表方：归脾汤加减。常用药：黄芪、党参、茯苓、白术、甘草益气健脾；当归、龙眼肉补血养血；酸枣仁、远志养心安神；木香健脾理气。

3. 气虚发热证　发热，热势或低或高，常在劳累后发作或加剧，倦怠乏力，气短懒言，自汗，易于感冒，食少便溏，舌质淡，苔白薄，脉细弱。

证机概要：中气不足，阴火内生。治法：益气健脾，甘温除热。代表方：补中益气汤加减。常用药：黄芪、党参、白术、甘草益气健脾；当归养血活血；陈皮理气和胃；升麻、柴胡既能升举清阳，又能透泄热邪。

4. 阳虚发热证　证机概要：肾阳亏虚，火不归原。治法：温补阳气，引火归原。代表方：金匮肾气丸加减。常用药：附子、桂枝温补阳气；山茱萸、地黄补养肝肾；山药、茯苓补肾健脾；丹皮、泽泻清泄肝肾。

5. 气郁发热证　证机概要：气郁日久，化火生热。治法：疏肝理气，解郁泻热。代表方：丹栀逍遥散加减。常用药：丹皮、栀子清肝泻热；柴胡、薄荷疏肝解热；当归、白芍养血柔肝；白术、茯苓、甘草培补脾土。

6. 痰湿郁热证　低热，午后热甚，心内烦热，胸闷脘痞，不思饮食，渴不欲饮，大便稀薄或黏滞不爽，舌苔白腻或黄腻，脉濡数。

证机概要：痰湿内蕴，壅遏化热。治法：燥湿化痰，清热和中。代表方：黄连温胆汤合中和汤加减。常用药：半夏、厚朴燥湿化痰；枳实、陈皮理气和中；茯苓、通草、竹叶清热利湿；黄连清热除烦。

7. 血瘀发热证　证机概要：血行瘀滞，瘀热内生。治法：活血化瘀。代表方：血府逐瘀汤加减。常用药：当归、川芎、赤芍药、地黄养血活血；桃仁、红花、牛膝活血祛瘀；柴胡、枳壳、桔梗理气行血。

虚劳

虚劳又称虚损，是以脏腑亏损，气血阴阳虚衰，久虚不复成劳为主要病机，以五脏虚证为主要临床表现的多种慢性虚弱证候的总称。

诊断依据

1. 多见形神衰败，身体羸瘦，大肉尽脱，食少厌食，心悸气短，自汗盗汗，面容憔悴，或五心烦热，或畏寒肢冷，脉虚无力等症。若病程较长，久虚不复，症状可呈进行性加重。

2. 具有引起虚劳的致病因素及较长的病史。

3. 排除类似病证。应着重排除其他病证中的虚证。

病证鉴别

1. 虚劳与肺痨。2. 虚劳与其他疾病的虚证。

证治分类

（一）气虚

1. 肺气虚证　咳嗽无力，痰液清稀，短气自汗，声音低怯，时寒时热，平素易于感冒，面白。

证机概要：肺气不足，表虚不固。治法：补益肺气。代表方：补肺汤加减。常用药：人参、黄芪、沙参益气补肺；熟地、五味子、百合益肾敛肺。

2. 心气虚证　心悸，气短，劳则尤甚，神疲体倦，自汗。

证机概要：心气不足，心失所养。治法：益气养心。代表方：七福饮加减。常用药：人参、白术、炙甘草益气养心；熟地、当归滋补阴血；酸枣仁、远志宁心安神。

3. 脾气虚证　饮食减少，食后胃脘不舒，倦怠乏力，大便溏薄，面色萎黄。

证机概要：脾虚失健，生化乏源。治法：健脾益气。代表方：加味四君子汤加减。常用药：人参、黄芪、白术、甘草益气健脾；茯苓、扁豆健脾除湿。

4. 肾气虚证　神疲乏力，腰膝酸软，小便频数而清，白带清稀，舌质淡，脉弱。

证机概要：肾气不充，腰督失养，固摄无权。治法：益气补肾。代表方：大补元煎加减。常用药：人参、山药、炙甘草益气固肾；杜仲、山茱萸温补肾气；熟地、枸杞子、当归补养精血。

（二）血虚

1. 心血虚证　心悸怔忡，健忘，失眠，多梦，面色不华。

证机概要：心血亏虚，心失所养。治法：养血宁心。代表方：养心汤加减。常用药：人参、黄芪、茯苓、五味子、甘草益气生血；当归、川芎、柏子仁、酸枣仁、远志养血宁心；肉桂、半夏曲温中健脾，以助气血之生化。

2. 肝血虚证　头晕，目眩，胁痛，肢体麻木，筋脉拘急，或惊惕肉困，妇女月经不调甚则闭经，面色不华。

证机概要：肝血亏虚，筋脉失养。治法：补血养肝。代表方：四物汤加减。常用药：熟地、当归补血养肝；芍药、川芎和营调血；黄芪、党参、白术补气生血。

（三）阴虚

1. 肺阴虚证　干咳，咽燥，甚或失音，咯血，潮热，盗汗，面色潮红。证机概要：肺阴亏虚，肺失清润。治法：养阴润肺。代表方：沙参麦冬汤加减。常用药：沙参、麦冬、玉竹滋养肺阴；天花粉、桑叶、甘草清热润燥。

2. 心阴虚证　心悸，失眠，烦躁，潮热，盗汗或口舌生疮，面色潮红。

证机概要：心阴亏耗，心失濡养。治法：滋阴养心。代表方：天王补心丹加减。常用药：生地、玄参、麦冬、天冬养阴清热；人参、茯苓、五味子、当归益气养血；丹参、柏子仁、酸枣仁、远志养心安神。

3. 脾胃阴虚证　口干唇燥，不思饮食，大便燥结，甚则干呕，呃逆，面色潮红。

证机概要：脾胃阴伤，失于濡养。治法：养阴和胃。代表方：益胃汤加减。常用药：沙参、麦冬、生地、玉竹滋阴养液；白芍、乌梅、甘草酸甘化阴；玫瑰花醒脾健胃。

4. 肝阴虚证　头痛，眩晕，耳鸣，目干畏光，视物不明，急躁易怒，或肢体麻木，筋惕肉困，面潮红。

证机概要：阴虚阳亢，上扰清空。治法：滋养肝阴。代表方：补肝汤加减。常用药：地黄、当归、芍药、川芎养血柔肝；木瓜、甘草酸甘化阴；山茱萸、首乌滋养肝阴。

5. **肾阴虚证** 腰酸，遗精，两足痿弱，眩晕，耳鸣，甚则耳聋，口干，咽痛，颧红，舌红，少津，脉沉细。

证机概要：肾精不足，失于濡养。治法：滋补肾阴。代表方：左归丸加减。常用药：熟地、龟板胶、枸杞、山药、菟丝子、牛膝滋补肾阴；山茱萸、鹿角胶温补肾气，助阳生阴。

（四）阳虚

1. **心阳虚证** 心悸，自汗，神倦嗜卧，心胸憋闷疼痛，形寒肢冷，面色苍白。

证机概要：心阳不振，心气亏虚，运血无力。治法：益气温阳。代表方：保元汤加减。常用药：人参、黄芪益气扶正；肉桂、甘草、生姜温通阳气。

2. **脾阳虚证** 面色萎黄，食少，形寒。神倦乏力，少气懒言，大便溏薄，肠鸣腹痛，每因受寒或饮食不慎而加剧。

证机概要：中阳亏虚，温煦乏力，运化失常。治法：温中健脾。代表方：附子理中汤加减。常用药：党参、白术、甘草益气健脾；附子、干姜温中祛寒。

3. **肾阳虚证** 腰背酸痛，遗精，阳痿，多尿或不禁，面色苍白，畏寒肢冷，下利清谷或五更泻泄，舌质淡胖，有齿痕。证机概要：肾阳亏虚，失于温煦，固摄无权。治法：温补肾阳。代表方：右归丸加减。常用药：附子、肉桂温补肾阳；杜仲、山茱萸、菟丝子、鹿角胶温补肾气；熟地、山蓟、枸杞、当归补益精血，滋阴以助阳。

肥胖

肥胖是由于多种原因导致体内膏脂堆积过多，体重异常增加，并伴有头晕乏力，神疲懒言，少动气短等症状的一类病证。

诊断依据

1. 有饮食过多，恣食肥甘厚味等不良习惯，或缺乏运动，或有肥胖家族史。

2. 体重明显超过标准体重，或有身体沉重、头晕乏力、行动迟缓，甚或动则喘促等症状。3 排除水肿等器质性病变。

病症鉴别

1. 肥胖与水肿。

2. 肥胖与黄胖。

证治分类

1. 胃热滞脾证　多食，消谷善饥，形体肥胖，脘腹胀满，面色红润，心烦头昏，口干口苦，胃脘灼痛嘈杂，得食则缓。舌红苔黄腻，脉弦滑。

证机概要：胃热脾湿，精微不化，膏脂瘀积。治法：清胃泻火，佐以消导。代表方：小承气汤合保和丸加减。常用药：大黄泻热通便；连翘、黄连清胃泻火；枳实、厚朴行气散结；山楂、神曲、莱菔子消食导滞；陈皮、半夏理气化痰和胃；茯苓健脾利湿。

2. 痰湿内盛证　形盛体胖，身体重着，肢体困倦，胸膈痞满，痰涎壅盛，头晕目眩，口干而不欲饮，食肥甘醇酒，神疲嗜卧。苔白腻或白滑，脉滑。

证机概要：痰湿内盛，困遏脾运，阻滞气机。治法：燥湿化痰，理气消痞。代表方：导痰汤加减。

常用药：半夏、制南星、生姜燥湿化痰和胃；橘红、枳实理气化痰；冬瓜皮、泽泻淡渗利湿；决明子通便；莱菔子消食化痰；白术、茯苓健脾化湿；甘草调和诸药。

3. 脾虚不运证 肥胖臃肿，神疲乏力，身体困重，胸闷脘胀，四肢轻度浮肿，晨轻暮重，劳累后明显，饮食如常或偏少，既往多有暴饮暴食史，小便不利，便溏或便秘。舌淡胖，边有齿印，苔薄白或白腻，脉濡细。

证机概要：脾胃虚弱，运化无权，水湿内停。治法：健脾益气，渗利水湿。代表方：参苓白术散合防己黄芪汤加减。常用药：党参、黄芪、茯苓、白术、大枣健脾益气；桔梗性上浮，兼益肺气；山药、扁豆、薏苡仁、莲子肉渗湿健脾；陈皮、砂仁理气化滞，醒脾和胃；防己、猪苓，泽泻、车前子利水渗湿。

4. 脾肾阳虚证　形体肥胖，颜面虚浮，神疲嗜卧，气短乏力，腹胀便溏舌淡胖，苔薄白，脉沉细；自汗气喘，动则更甚，畏寒肢冷，下肢浮肿，尿昼少夜频。舌淡胖，脉沉细。

证机概要：脾肾阳虚，气化不行，水饮内停。治法：温补脾肾，利水化饮。代表方：真武汤合苓桂术甘汤加减。常用药：附子、桂枝补脾肾之阳，温阳化气；茯苓、白术健脾利水化饮；白芍敛阴；甘草和中；生姜温阳散寒。

癌病

癌病是多种恶性肿瘤的总称，以脏腑组织发生异常增生为其基本特征。临床表现主要为肿块逐渐增大，表面高低不平，质地坚硬，时有疼痛，发热，并常伴见纳差，乏力，日渐消瘦等全身症状。

诊断依据

1. 患者有头痛、呕吐、视力障碍等临床表现。
2. 随脑组织受损部位的不同而有相应的局部症状，有助于定位诊断。

病症鉴别

1. 脑瘤与脑血管疾病。

2. 脑瘤与癫痫。

（一）脑瘤

1. 痰瘀阻窍证　头晕头痛，项强，目眩，视物不清，呕吐，失眠健忘，肢体麻木，面唇暗红或紫暗；舌质紫暗或瘀点或有瘀斑，脉涩。

证机概要：痰瘀互结，蔽阻清窍。治法：息风化痰，祛瘀通窍。代表方：通窍活血汤加减。常用药：石菖蒲芳香开窍；桃仁、红花、川芎、赤芍、三七活血化瘀；白芥子、胆南星。

2. 风毒上扰证　头痛头晕，耳鸣目眩，视物不清，呕吐，面红目赤，失眠健忘，肢体麻木，咽干，大便干燥，重则抽搐，震颤，或偏瘫，或角弓反张，或神昏谵语，项强，舌质红或红绛，苔黄，脉弦。

证机概要：阳亢化风，热毒内炽，上扰清窍。治法：平肝潜阳，清热解毒。代表方：天麻钩藤饮合黄连解毒汤加减。常用药：天麻、钩藤、石决明平肝潜阳；山栀、黄芩、黄连、黄柏泻火解毒；牛膝引血下行；杜仲、桑寄生补益肝肾；夜交藤、茯神安神定志。

3. 阴虚风动证　头痛头晕，神疲乏力，虚烦不宁，肢体麻木，语言謇涩，颈项强直，手足蠕动或震颤，口眼㖞斜，偏瘫，口干，小便短赤，大便干，舌质红，苔薄，脉弦细或细数。

证机概要：肝肾阴亏，虚风内动。治法：滋阴潜阳息风。代表方：大定风珠加减。常用药：阿胶、熟地、白芍滋养肝肾之阴；龟板、鳖甲、牡蛎育阴潜阳息风；钩藤、僵蚕息风止痉。

（二）肺癌

1. 瘀阻肺络证　咳嗽不畅，胸闷气憋，胸痛有定处，如锥如刺，或痰血暗红，口唇紫暗，舌质暗或有瘀点、瘀斑，苔薄，脉细弦或细涩。

证机概要：气滞血瘀，痹阻于肺。治法：行气活血，散瘀消结。代表方：血府逐瘀汤加减。常用药：桃仁、红花、川芎、赤芍、牛膝活血化瘀；当归、熟地养血活血；柴胡、枳壳疏肝理气；甘草调和诸药。

2. 痰湿蕴肺证　咳嗽咳痰，气憋，痰质稠黏，痰白或黄白相兼，胸闷胸痛，纳呆便溏，神疲乏力，舌质淡，苔白腻，脉滑。

证机概要：脾湿生痰，痰湿蕴肺。治法：健脾燥湿，行气祛痰。代表方：二陈汤合栝蒌薤白半夏汤加减。常用药：陈皮、法半夏、茯苓理气燥湿化痰；瓜蒌、薤白行气祛痰，宽胸散结；紫菀、款冬花止咳化痰。

3. 阴虚毒热证　咳嗽无痰或少痰，或痰中带血，甚则咯血不止，胸痛，心烦寐差，低热盗汗，或热势壮盛，久稽不退，口渴，大便干结，舌质红，舌苔黄，脉细数或数大。

证机概要：肺阴亏虚，热毒炽盛。治法：养阴清热，解毒散结。代表方：沙参麦冬汤合五味消毒饮加减。常用药：沙参、玉竹、麦冬、甘草、桑叶、天花粉养阴清热；金银花、野菊花、蒲公英、紫花地丁、紫背天葵清热解毒散结。

4. 气阴两虚证　咳嗽痰少，或痰稀，咳声低弱，气短喘促，神疲乏力，面色㿠白，形瘦恶风，自汗或盗汗，口干少饮，舌质红或淡，脉细弱。

证机概要：气虚阴伤，肺痿失用。治法：益气养阴。代表方：生脉散合百合固金汤加减。常用药：人参大补元气；麦冬养阴生津；五味子敛补肺津；生地、熟地、玄参滋阴补肾；当归、芍药养血平肝；百合、麦冬、甘草润肺止咳；桔梗止咳祛痰。

（三）肝癌

1. 肝气郁结证　右胁部胀痛，右胁下肿块，胸闷不舒，善太息，纳呆食少，时有腹泻，月经不调，舌苔薄腻，脉弦。

证机概要：肝气不舒，气机郁结。代表方：柴胡疏肝散加减。治法：疏肝解郁，活血化瘀。常用药：柴胡、枳壳、香附、陈皮疏肝理气；川芎、赤芍活血化瘀；甘草调和诸药。

2. 气滞血瘀证　右胁疼痛剧烈，如锥如刺，入夜更甚，甚至痛引肩背，右胁下结肿块较大，质拒按，或同时见左胁下肿块，面色萎黄而暗，倦怠乏力，脘腹胀满，甚至腹胀大，皮色苍黄，脉络暴露，食欲不振，大便溏结不调，月经不调，舌质紫暗，有淤点瘀斑，脉弦涩。

证机概要：气滞血瘀，结为癥块，不通则痛。治法：行气活血，化瘀消积。代表方：复原活血汤加减。常用药：桃仁、红花、大黄活血祛瘀；当归活血补血；三棱、莪术、延胡索、郁金、水蛭活血定痛，化瘀消积；穿山甲疏通肝络；柴胡疏肝理气；甘草缓急止痛，调和诸药。

3. 湿热聚毒症　右胁疼痛，甚至痛引肩背，右胁部结块，身黄目黄，口干口苦，心烦易怒，食少厌油，腹胀满，便干溲赤，舌质红，苔黄腻，脉弦滑或滑数。

证机概要：湿邪化热，聚而为毒。治法：清热利胆，泻火解毒。代表方：茵陈蒿汤加减。常用药：茵陈、栀子、大黄清热除湿，利胆退黄；白花蛇舌草、黄芪、蒲公英清热泻火解毒。

4. 肝阴亏虚证　胁肋疼痛，胁下结块，质硬拒按，五心烦热，潮热盗汗，头晕目眩，纳差食少，腹胀大，甚则呕血，便血、皮下出血，舌红少苔，脉细而数。

证机概要：病程较旧，阴血暗耗，肝阴亏虚。治法：养血柔肝，凉血解毒。代表方：一贯煎加减。常用药：生地、当归、枸杞滋养肝肾阴血；沙参、麦冬滋养肺胃之阴；川楝子疏肝解郁。

（四）大肠癌

1. 湿热郁毒证　腹部阵痛，便中带血或黏液脓血便，里急后重，或大便干稀不调，肛门灼热，或有发热，恶心，胸闷，口干，小便黄等症，舌质红，苔黄腻，脉滑数。

证机概要：肠腑湿热，灼血为瘀，热盛酿毒。治法：清热利湿，化瘀解毒。代表方：槐角丸加减。常用药：槐角、地榆、侧柏叶凉血止血；黄芩、黄连、黄柏清热燥湿，泻火解毒；荆芥、防风、枳壳疏风理气；当归尾活血祛瘀。

2. 瘀毒内阻证　腹部拒按，或腹内结块，里急后重，大便脓血，色紫暗，量多，烦热口渴，面色晦暗，或有肌肤甲错，舌质紫暗或有瘀点、瘀斑，脉涩。

证机概要：瘀血内结，瘀滞化热，热毒内生。治法：活血化瘀，清热解毒。代表方：膈下逐瘀汤加减。常用药：桃仁、红花、五灵脂、延胡索、丹皮、赤芍、当归、川芎活血通经，化瘀止痛；香附、乌药、枳壳调理气机；黄连、黄柏、败酱草清热解毒；甘草调和诸药。

3. 脾肾双亏证　腹痛喜温喜按，或腹内结块，下利清谷或五更泄泻，或见大便带血，面色苍白，少气无力，畏寒肢冷，腰酸膝冷，苔薄白，舌质淡胖，有齿痕脉沉细弱。

证机概要：脾肾气虚，气损及阳。治法：温阳益精。代表方：大补元煎加减。常用药：人参、山药、黄芪健脾益气；熟地、杜仲、枸杞子、山茱萸补肾填精；肉苁蓉、巴戟天温肾助阳。

4. 肝肾阴虚证　腹痛隐隐，或腹内结块，便秘，大便带血，腰膝酸软，头晕耳鸣，视物昏花，五心烦热，口咽干燥，盗汗，遗精，月经不调，形瘦纳差，舌红少苔，脉弦细数。

证机概要：肝肾阴伤，阴虚火旺。治法：滋肾养肝。代表方：知柏地黄丸加减。常用药：熟地、山茱萸、山药、泽泻、丹皮、茯苓滋补肝肾；知母、黄柏清泻虚火。

（四）肾癌、膀胱癌

1. 湿热蕴毒证　腰痛，腰腹坠胀不适，尿血，尿急，尿频，尿痛，发热，消瘦，纳差，舌红苔黄腻，脉濡数。

证机概要：湿热蕴结下焦，膀胱气化不利。治法：清热利湿，解毒通淋。代表方：八正散或龙胆泻肝汤加减。常用药：瞿麦、萹蓄、车前子、泽泻、芒硝清热利尿通淋；连翘、龙胆草、栀子、黄芩清热解毒利湿；当归、生地养血益阴；柴胡疏肝理气；甘草调和诸药。

2. 瘀血内阻证　面色晦暗，腰腹疼痛，甚则腰腹部肿块，尿血，发热，舌质紫暗或有瘀点、瘀斑，苔薄白，脉涩。证机概要：瘀血蓄结，壅阻气机。治法：活血化瘀，理气散结。代表方：桃红四物汤加减。常用药：桃仁、红花、川芎、当归活血化瘀；白芍、熟地养血生新；香附、木香、枳壳理气散结。

3. 脾肾两虚证 腰痛，腹胀，尿血，腰腹部肿块，纳差，呕恶，消瘦，气短乏力，便溏，畏寒肢冷，舌质淡，苔薄白，脉沉细。

证机概要：脾肾气虚，气损及阳。治法：健脾益肾，软坚散结。代表方：大补元煎加减。常用药：人参、山药、黄芪健脾益气；熟地、杜仲、枸杞子、山茱萸补肾填精；海藻、昆布软坚散结。

4. 阴虚内热证 腰痛，腰腹部肿块，五心烦热，口干，小便短赤，大便秘结，消瘦乏力，舌质红，苔薄黄少津，脉细数。

证机概要：肝肾阴亏，虚火内生。治法：滋阴清热，化瘀止痛。代表方：知柏地黄丸加减。常用药：熟地、山茱萸、山药、泽泻、丹皮、茯苓滋补肝肾；知母、黄柏清泻虚火；延胡索、郁金活血化瘀止痛。

痹证

痹证是由于风、寒、湿、热等邪气闭阻经络，影响气血运行，导致肢体筋骨、关节、肌肉等处发生疼痛、重着、酸楚、麻木，或关节屈伸不利、僵硬、肿大、变形等症状的一种病证。

治疗 以祛邪通络为主。

证治分类

1. 风寒湿痹

(1) 行痹 肢体、关节、肌肉疼痛酸楚，屈伸不利，可涉及肢体多个关节，疼痛呈游走性，舌苔薄白，脉浮或浮缓。

证机概要：风邪兼夹寒湿，留滞经脉，闭阻气血。治法：祛风通络，散寒除湿。代表方：防风汤加减。常用药：防风、麻黄、桂枝、葛根祛风散寒，解肌通络止痛；当归养血活血通络；茯苓、生姜、大枣、甘草健脾渗湿，调和营卫。

(2) 痛痹 肢体、关节疼痛，痛势较剧，部位固定，遇寒则痛甚，得热则痛缓，关节屈伸不利，舌质淡，舌苔薄白，脉弦紧。

证机概要：寒邪兼夹风湿，留滞经脉，闭阻气血。治法：散寒通络，祛风除湿。代表方：乌头汤加减。常用药：制川乌、麻黄温经散寒，通络镇痛；芍药、甘草、蜂蜜缓急止痛；黄芪益气固表，利血通痹。

（3）着痹　肢体、关节、肌肉酸楚、重着、疼痛，肿胀散漫，关节活动不利，舌质淡，舌苔白腻，脉濡缓。

证机概要：湿邪兼夹风寒，留滞经脉，闭阻气血。治法：除湿通络，祛风散寒。代表方：薏苡仁汤加减。常用药：薏苡仁、苍术、甘草益气健脾除湿；羌活、独活、防风祛风除湿；麻黄、桂枝、制川乌温经散寒，祛湿止痛；当归、川芎养血活血通脉。

2. 风湿热痹　游走性关节疼痛，可涉及一个或多个关节，活动不便，局部灼热红肿，痛不可触，得冷则舒，可有皮下结节或红斑，舌质红，舌苔黄或黄腻，脉滑数或浮数。

证机概要：风湿热邪壅滞经脉，气血闭阻不通。治法：清热通络，祛风除湿。代表方：白虎加桂枝汤合宣痹汤加减。常用药：生石膏、知母、黄柏、连翘清热除烦；桂枝疏风解肌通络；防己、杏仁、薏苡仁、滑石、赤小豆、蚕砂清利湿热，通络宣痹。

3. 痰瘀痹阻证　痹证日久，肌肉关节刺痛，固定不移，或关节肌肤紫暗、肿胀，按之较硬，肢体顽麻或重着，或关节僵硬变形，屈伸不利，舌质紫暗或有瘀斑，舌苔白腻，脉弦涩。

证机概要：痰瘀互结，留滞肌肤，闭阻经脉。治法：化痰行瘀，蠲痹通络。代表方：双合汤加减。常用药：桃仁、红花、当归、川芎、白芍活血化瘀，通络止痛；茯苓、半夏、陈皮、白芥子、竹沥、姜汁健脾化痰。

4. **肝肾两虚证** 痹证日久不愈，关节屈伸不利，肌肉瘦削，腰膝酸软，或畏寒肢冷，阳痿，遗精，或骨蒸劳热，心烦口干，舌质淡红，舌苔薄白或少津，脉沉细弱或细数。

证机概要：肝肾不足，筋脉失于濡养、温煦。治法：培补肝肾，舒筋止痛。代表方：补血荣筋丸加减。常用药：独活、防风、秦艽、细辛、肉桂祛风除湿，散寒止痛；人参、茯苓、甘草、当归、地黄、芍药补益气血；杜仲、牛膝、桑寄生补养肝肾。

痉证

痉证是以项背强直，四肢抽搐，甚至口噤、角弓反张为主要临床表现的一种病证，古亦称为“痓”。

病因病机 分为外感和内伤两个方面。外感由于感受风、寒、湿、热之邪，壅阻经络，气血不畅，或热盛动风而致痉。内伤是肝肾阴虚，肝阳上亢，亢阳化风而致痉，或阴虚血少，筋脉失养，虚风内动而致痉。

治疗 为急则治其标，缓则治其本，治标应针药并施，舒筋解痉。病势较缓则治其本，治以养血滋阴，舒筋止痉。

证治分类

1. 邪壅经络证 证机概要：风寒湿邪侵于肌表，壅滞经络。治法：祛风散寒，燥湿和营。代表方：羌活胜湿汤加减。常用药：羌活、独活、防风、藁本、川芎、蔓荆子祛风胜湿；葛根、白芍、甘草解肌和营，缓急止痉。

2. 阳明热盛证　证机概要：邪热炽盛，动风伤津，筋脉失和。治法：清泄胃热，增液止痉。代表方：白虎汤合增液承气汤加减。常用药：生石膏、知母、玄参、生地、麦冬清热养阴生津，濡润筋脉；大黄、芒硝软坚润燥，荡涤胃腑积热；粳米、甘草和胃养阴。

3. 阴血亏虚证　证机概要：阳明胃热亢盛，腑气不通，热盛伤津，筋脉失养。治法：滋阴养血，息风止痉。代表方：四物汤合大定风珠加减。常用药：生熟地、白芍、麦门冬、阿胶、五味子、当归、麻子仁补血滋阴柔肝；生龟板、生鳖甲、生牡蛎息风止痉；鸡子黄养阴宁心。

4. 心营热盛证　证机概要：热入心营，扰动神明，灼伤阴津，筋脉失养。治法：清心透营，开窍止痉。代表方：清营汤加减。常用药：水牛角、子心、淡竹叶、连翘清心泄热，凉血解毒；玄参、生地、麦冬滋阴养津。

5. 痰浊阻滞证　证机概要：痰浊中阻，上蒙清窍，经络阻塞，筋脉失养。治法：豁痰开窍，息风止痉。代表方：导痰汤加减。常用药：半夏、石菖蒲、陈皮、胆南星、姜汁、竹沥豁痰化浊开窍；枳实、茯苓、白术健脾化湿；全蝎、地龙、蜈蚣息风止痉。

6. **肝经热盛证**　证机概要：邪热炽盛，动风伤津，筋脉失和。治法：清肝潜阳，息风止痉。代表方：羚角钩藤汤加减。常用药：水牛角、钩藤、桑叶、菊花凉肝息风止痉；川贝母、竹茹清热化痰以通络；茯神宁神定志；白芍、生地、甘草酸甘化阴，补养肝血，缓急止痉。

痿证

痿证是指肢体筋脉弛缓，软弱无力，不能随意运动，或伴有肌肉萎缩的一种病证。临床以下肢痿弱较为常见，亦称“痿躄”。

病因病机　外感温热毒邪，内伤情志、饮食劳倦、先天不足、房事不节、跌打损伤以及接触神经毒性药物等，均可致使五脏受损，精津不足，气血亏耗，肌肉筋脉失养，而发为痿证。

治疗　虚证宜扶正补虚为主，实证宜祛邪和络。

证治分类

1. 肺热津伤证　证机概要：肺燥伤津，五脏失润，筋脉失养。治法：清热润燥，养阴生津。代表方：清燥救肺汤加减。常用药：北沙参、西洋参、麦冬、生甘草甘润生津养阴；阿胶、胡麻仁养阴血以润燥；生石膏、霜桑叶、苦杏仁、炙枇杷叶清热宣肺。

2. 湿热浸淫证　证机概要：湿热浸渍，壅遏经脉，营卫受阻。治法：清热利湿，通利经脉。代表方：加味二妙散加减。常用药：苍术、黄柏清热燥湿；萆薢、防己、薏苡仁渗湿分利；蚕砂、木瓜、牛膝利湿，通经活络；龟板滋阴益肾强骨。

3. 脾胃虚弱证　证机概要：脾虚不健，生化乏源，气血亏虚，筋脉失养。治法：补中益气，健脾升清。代表方：参苓白术散合补中益气汤加减。常用药：人参、白术、山药、扁豆、莲肉、甘草、大枣补脾益气；黄芪、当归益气养血；薏苡仁、茯苓、砂仁、陈皮健脾理气化湿；升麻、柴胡升举清阳；神曲消食行滞。

4. 肝肾亏损证　证机概要：肝肾亏虚，阴精不足，筋脉失养。治法：补益肝肾，滋阴清热。代表方：虎潜丸加减。常用药：虎骨（用狗骨代）、牛膝壮筋骨利关节；熟地、龟板、知母、黄柏填精补髓，滋阴补肾，清虚热；锁阳温肾益精；当归、白芍药养血柔肝；陈皮、干姜理气温中和胃，既防苦寒败胃，又使滋补而不滞。

5. 脉络瘀阻证 证机概要：气虚血瘀，阻滞经络，筋脉失养。治法：益气养营，活血行瘀。代表方：圣愈汤合补阳还五汤加减。常用药：人参、黄芪益气；当归、川芎、熟地、白芍养血和血；川牛膝、地龙、桃仁、红花、鸡血藤活血化瘀通脉。

颤证

颤证是以头部或肢体摇动颤抖，不能自制为主要临床表现的一种病证。

病因 老年体虚，情志过极，饮食不节，劳逸失当。

病机 肝风内动，筋脉失养。

治疗 当以清热化痰、息风为主。

证治分类

1. 风阳内动证　治法：镇肝息风，舒筋止颤。代表方：天麻钩藤饮合镇肝息风汤加减。常用药：天麻、钩藤、石决明、代赭石、生龙骨、生牡蛎镇肝息风止颤；生地黄、白芍、玄参、龟板、天门冬育阴清热，潜阳息风；怀牛膝、杜仲、桑寄生滋补肝肾；黄芩、栀子清热泻火；夜交藤、茯神宁心安神。

2. 痰热风动证　治法：清热化痰，平肝息风。代表方：导痰汤合羚角钩藤汤加减。常用药：半夏、胆南星、竹茹、川贝母、黄芩清热化痰；羚羊角、桑叶、钩藤、菊花平肝息风止颤；生地、生白芍、甘草育阴清热，缓急止颤；橘红、茯苓、枳实健脾理气。

3. 气血亏虚证　治法：益气养血，濡养筋脉。代表方：人参养荣汤加减。常用药：熟地、当归、白芍、人参、白术、黄芪、茯苓、炙甘草健脾益气养血；肉桂助阳，鼓舞气血生长；天麻、钩藤、珍珠母平肝息风止颤；五味子、远志养心安神。

4. 髓海不足证　治法：填精补髓，育阴息风。代表方：龟鹿二仙膏合大定风珠加减。常用药：龟板、鳖甲、生牡蛎、钩藤、鸡子黄、阿胶育阴潜阳，平肝息风；枸杞子、鹿角、熟地、生地、白芍、麦冬、麻仁补益肝肾，滋阴养血润燥；人参、山药、茯苓健脾益气，化生气血；五味子、甘草酸甘化阴以安神。

5. 阳气虚衰证　治法：补肾助阳，温煦筋脉。代表方：地黄饮子加减。常用药：附子、肉桂、巴戟天补肾温阳；山萸肉、地黄补肾填精；党参、白术、生姜补气健脾，祛痰除湿；白芍、甘草缓急止颤。

腰痛

腰痛又称“腰脊痛”，是指因外感、内伤或挫闪导致腰部气血运行不畅，或失于濡养，引起腰脊或脊旁部位疼痛为主要症状的一种病证。

病因病机　外感腰痛的主要发病机理是外邪痹阻经脉，气血运行不畅。内伤腰痛多由肾精气亏虚，腰府失其濡养、温煦。

治疗　感受外邪属实，治宜祛邪通络；内伤致病多属虚，治宜补肾固本为主，兼顾肝脾。

证治分类

1\. 寒湿腰痛　治法：散寒行湿，温经通络。代表方：甘姜苓术汤加减。常用药：干姜、桂枝、甘草、牛膝温经散寒，通络止痛；茯苓、白术健脾渗湿；杜仲、桑寄生、续断补肾壮腰。

2\. 湿热腰痛　治法：清热利湿，舒筋止痛。代表方：四妙丸加减。常用药：苍术、黄柏、薏苡仁清利下焦湿热；木瓜、络石藤舒筋通络止痛；川牛膝通利筋脉，引药下行，兼能强壮腰脊。

3\. 瘀血腰痛　治法：活血化瘀，通络止痛。代表方：身痛逐瘀汤加减。常用药：当归、川芎、桃仁、红花、䗪虫活血祛瘀，疏通经脉；香附、没药、五灵脂、地龙行气活血，通络止痛，祛瘀消肿；牛膝活血化瘀，引药下行，并能强壮腰脊。

4\. 肾虚腰痛

（1）肾阴虚　治法：滋补肾阴，濡养筋脉。代表方：左归丸加减。常用药：熟地黄、枸杞子、山萸肉、山药、龟板胶以滋补肾阴；菟丝子、鹿角胶、牛膝温肾壮腰，阳中求阴。

（2）肾阳虚　治法：补肾壮阳，温煦经脉。代表方：右归丸加减。常用药：肉桂、附子、鹿角胶、杜仲、菟丝子温阳补肾，强壮腰脊；熟地、山药、山萸肉、枸杞子滋阴益肾，阴中求阳。

鉴别

1. 普通感冒与时行感冒　普通感冒病情较轻，全身症状不重，少有传变。时行感冒病情较重，发病急，全身症状显著，可以发生传变，化热入里，继发或合并它病，具有广泛的传染性、流行性。

2. 感冒与风温　风温病势急骤，寒战发热甚至高热，汗出后热虽暂降，但脉数不静，身热旋即复起，咳嗽胸痛，头痛较剧，甚至出现神志昏迷、惊厥、谵妄等传变入里的证候。而感冒发热一般不高或不发热，病势轻，不传变，服解表药后，多能汗出热退，脉静身凉，病程短，预后良好。

3. 咳嗽特点的鉴别　咳嗽时作，白天多于夜间，咳而急剧，声重，或咽痒则咳作者，多为外感风寒、风热或风燥引起。早晨咳嗽，阵发加剧，咳嗽连声重浊，痰出咳减者，多为痰湿或痰热咳嗽。午后、黄昏咳嗽加重，或夜间有单声咳嗽，咳声轻微短促者，多属肺燥阴虚。

4. 咯痰特点的鉴别　咳而少痰的多属燥热、气火、阴虚；痰多的常属湿痰、痰热、虚寒；痰白而稀薄的属风、属寒；痰黄而稠者属热；痰白质黏者属阴虚、燥热；痰白清稀，透明呈泡沫样的属虚、属寒；咯吐血痰，多为肺热或阴虚；如脓血相兼的，为痰热瘀结成痈之候；咳嗽，咯吐粉红色泡沫痰，咳而气喘，呼吸困难者，多属心肺阳虚，气不主血；咳痰有热腥味或腥臭气的为痰热；味甜者属痰湿；味咸者属肾虚。

5. 哮病与喘证　哮病和喘证都有呼吸急促、困难的表现。哮必兼喘，但喘未必兼哮。哮对声响言，喉中哮鸣有声，是一种反复发作的独立性疾病；喘对气息言，为呼吸气促困难，甚则张口抬肩，摇身撷肚，是多种肺系急慢性疾病的一个症状。

6. 哮病与支饮　支饮亦可表现痰鸣气喘的症状，大多由于慢性咳嗽经久不愈，逐渐加重而成咳喘，病情时轻时重，发作与间歇的界限不清，以咳嗽和气喘为主，与哮病之间歇发作，突然起病，迅速缓解，喉中哮鸣有声，轻度咳嗽或不咳有明显的差别。

7. 肺痈与风温　由于肺痈初期与风温极为类似，故应注意两者之间的区别。风温起病多急，以发热、咳嗽、烦渴或伴气急胸痛为特征，与肺痈初期颇难鉴别。但肺痈之振寒，咯吐浊痰明显，喉中有腥味是其特点。特别是风温经正确及时治疗后，多在气分而解，如经一周身热不退，或退而复升，咯吐浊痰，应进一步考虑肺痈之可能。

8. 肺痿与肺痈　肺痿以咳吐浊唾涎沫为主症，而肺痈以咳则胸痛，吐痰腥臭，甚则咳吐脓血为主症。虽然多为肺中有热，但肺痈属实，肺痿属虚。肺痈属虚，肺痈失治久延，可以转为肺痿。

9. 惊悸与怔忡　大凡惊悸发病，多与情绪因素有关，可由骤遇惊恐，忧思恼怒，悲哀过极或过度紧张而诱发，多为阵发性，病来虽速，病情较轻，实证居多，可自行缓解，不发时如常人。怔忡多由久病体虚，心脏受损所致，无精神等因素亦可发生，常持续心悸，心中惕惕，不能自控，活动后加重，多属虚证，或虚中夹实。病来虽渐，病情较重，不发时亦可兼见脏腑虚损症状。

10. 胸痹与胃脘痛　胸痹以闷痛为主，为时极短，虽与饮食有关，但休息、服药常可缓解。胃脘痛与饮食相关，以胀痛为主，局部有压痛，持续时间较长，常伴有泛酸、嘈杂、嗳气、呃逆等胃部症状。

11. 胸痹与真心痛　真心痛乃胸痹的进一步发展，病见心痛剧烈，甚则持续不解，伴有汗出、肢冷、面白、唇紫、手足青至节，脉微或结代等危重急症。

12. 癫证与郁病　两者均与五志过极，七情内伤有关，临床表现有相似之处。然郁病以心情抑郁，情绪不宁，胸胁胀闷，急躁易怒，心悸失眠，喉中如有异物等自我感觉异常为主，或悲伤欲哭，如神灵所作，神志清楚，有自制能力，不会自伤或伤及他人。癫证亦见喜怒无常，多语或不语等症，但一般已失去自我控制力，神明逆乱，神志不清。

13. 癫证与狂证　两者均属性格行为异常的精神疾病。癫证属阴，以静而多喜为主，表现为沉静独处，言语支离，畏见生人，或哭或笑，声低气怯，抑郁性精神失常为特征。狂证属阳，以动而多怒为主，表现躁动狂乱，气力倍常，呼号詈骂，声音多亢，兴奋性精神失常为特性。

14. 痫病与中风病　典型发作痫病与中风病均有突然仆倒，昏不知人等。但痫病有反复发作史，发时口吐涎沫，两目上视，四肢抽搐，或作怪叫声，可自行苏醒，无半身不遂、口舌歪斜等症。而中风病则仆地无声，昏迷持续时间长，醒后常有半身不遂等后遗症。

15. 痫病与厥证　厥证除见突然仆倒，昏不知人主症外，还有面色苍白，四肢厥冷，或见口噤，握拳，手指拘急，而无口吐涎沫，两目上视，四肢抽搐和病作怪叫之见症，临床上不难区别。

16. 厥证与中风　中风以中老年人为多见，常有素体肝阳亢盛。其中脏腑者，突然昏仆，并伴有口眼㖞斜、偏瘫等症，神昏时间较长，苏醒后有偏瘫、口眼㖞斜及失语等后遗症。厥证可发生于任何年龄，昏倒时间较短，醒后无后遗症。但血瘀之实证重者可发展为中风。

17. 厥证与痫病　痫病常有先天因素，以青少年为多见。病情重者，虽亦为突然昏仆，不省人事，但发作时间短暂，且发作时常伴有号叫、抽搐、口吐涎沫、两目上视、小便失禁等，常反复发作，每次症状均相类似，苏醒缓解后可如常人。厥证之昏倒，仅表现为四肢厥冷，无叫吼、吐沫、抽搐等症。可作脑电图检查，以资鉴别。

18. 胃痛与真心痛　真心痛是心经病变所引起的心痛证。多见于老年人，为前胸而痛，其多刺痛，动辄加重，痛引肩背，常伴心悸气短、汗出肢冷，病情危急，其病变部位、疼痛程度与特征、伴有症状及其预后等方面，与胃痛有明显区别。

19. 胃痛与胁痛　胁痛是以胁部疼痛为主症，可伴发热恶寒，或目黄肤黄，或胸闷太息，极少伴有嘈杂泛酸、嗳气吐腐。肝气犯胃的胃痛有时亦可攻痛连胁，但仍以胃脘部疼痛为主症。两者具有明显的区别。

20. 痞满与鼓胀　两者均为自觉腹部胀满的病证。但鼓胀以腹部胀大如鼓，皮色苍黄，脉络暴露为主症。胃痞则以自觉满闷不舒，外无胀形为特征。鼓胀发于大腹，胃痞则在胃脘。鼓胀按之腹皮绷急，胃痞却按之柔软。

21. 痞满与胸痹　胸痹是胸中痞塞不通，而致胸膺内外疼痛之证，以胸闷、胸痛、短气为主症，偶兼脘腹不舒。而胃痞则以脘腹满闷不舒为主症，多兼饮食纳运无力之症，偶有胸膈不适，并无胸痛等表现。

22. 呕吐与反胃　同属胃部的病变，其病机都是胃失和降，气逆于上，而且都有呕吐的临床表现。但反胃系脾胃虚寒，胃中无火，难以腐熟食入之谷物，以朝食暮吐，暮食朝吐，终至完谷尽吐出而始感舒畅。呕吐是以有声有物为特征，因胃气上逆所致，有感受外邪、饮食不节、情志失调和胃虚失和的不同，临诊之时，是不难分辨的。

23. 呕吐与噎膈　皆有呕吐的症状。然呕吐之病，进食顺畅，吐无定时。噎膈之病，进食哽噎不顺或食不得入，或食入即吐，甚则因噎废食。呕吐大多病情较轻，病程较短，预后尚好。而噎膈多因内伤所致，病情深重，病程较长，预后欠佳。

24. 噎膈与反胃　两者皆有食入即吐的症状。噎膈多系阴虚有热，主要表现为吞咽困难，阻塞不下，旋食旋吐，或徐徐吐出。反胃多属阳虚有寒，主要表现为食尚能入，但经久复出，朝食暮吐，暮食朝吐。

25. 噎膈与梅核气　二者均见咽中梗塞不舒的症状。噎膈系有形之物瘀阻于食道，吞咽困难。梅核气则系气逆痰阻于咽喉，为无形之气，无吞咽困难及饮食不下的症状。

26. 呃逆与干呕　两者同属胃气上逆的表现。干呕属于有声无物的呕吐，乃胃气上逆，冲咽而出，发出呕吐之声。呃逆则气从膈间上逆，气冲喉间，呃呃连声，声短而频，不能自制。

27. 呃逆与嗳气　两者均为胃气上逆。嗳气乃胃气阻郁，气逆于上，冲咽而出，发出沉缓的嗳气声，常伴酸腐气味，食后多发，故张景岳称之为“饱食之息”，与喉间气逆而发出的呃呃之声不难区分。

28. 腹痛与其他内科疾病中的腹痛症状　许多内科疾病常见腹痛的表现，此时的腹痛只是该病的症状。如痢疾之腹痛，伴有里急后重，下痢赤白脓血。积聚之腹痛，以腹中包块为特征等。而腹痛病证，当以腹部疼痛为主要表现。

29. 腹痛与外科、妇科腹痛　内科腹痛常先发热后腹痛，疼痛一般不剧，痛无定处，压痛不显。外科腹痛多后发热，疼痛剧烈，痛有定处，压痛明显，见腹痛拒按，腹肌紧张等。妇科腹痛多在小腹，与经、带、胎、产有关，如痛经、先兆流产、宫外孕、输卵管破裂等，应及时进行妇科检查，以明确诊断。

30. 泄泻与痢疾　两者均为大便次数增多、粪质稀薄的病证。泄泻以大便次数增加，粪质稀溏，甚至如水样，或完谷不化为主症，大便不带脓血，也无里急后重，或无腹痛。而痢疾以腹痛、里急后重、便下赤白脓血为特征。

31. 泄泻与霍乱　霍乱是一种上吐下泻并作的病证，发病特点是来势急骤，变化迅速，病情凶险，起病时先突然腹痛，继则吐泻交作，所吐之物均为未消化之食物，气味酸腐热臭，所泻之物多为黄色粪水，或吐下如米泔水。而泄泻以大便稀溏，次数增多为特征，一般预后良好。

32. 胁痛与悬饮　悬饮亦可见胁肋疼痛，但其表现为饮留胁下，胸胁胀痛，持续不已，伴见咳嗽、咯痰，咳嗽、呼吸疼痛加重，常喜向病侧睡卧，患侧肋间饱满，叩呈浊音，或兼见发热，一般不难鉴别。

33. 黄疸与萎黄　黄疸发病与感受外邪、饮食劳倦或病后有关；其病机为湿滞脾胃，肝胆失疏，胆汁外溢；其主症为身黄、目黄、小便黄。萎黄之病因与饥饱劳倦、食滞虫积或病后失血有关；其病机为脾胃虚弱，气血不足，肌肤失养；其主症为肌肤萎黄不泽，目睛及小便不黄，常伴头昏倦怠，心悸少寐，纳少便溏等症状。

34. 阳黄与阴黄　阳黄黄色鲜明，发病急，病程短，常伴身热，口干苦，舌苔黄腻，脉象弦数。急黄为阳黄之重症，病情急骤，疸色如金，兼见神昏、发斑、出血等危象。阴黄黄色晦暗，病程长，病势缓，常伴纳少、乏力、舌淡、脉沉迟或细缓。

35. 癥积与瘕聚　癥就是积，癥积指腹内结块有形可征，固定不移，痛有定处，病属血分，多为脏病，形成的时间较长，病情一般较重。瘕就是聚，瘕聚是指腹内结块聚散无常，痛无定处，病在气分，多为腑病，病史较短，病情一般较轻。

36. 鼓胀与水肿　鼓胀主要为肝、脾、肾受损，气、血、水互结于腹中，以腹部胀大为主，四肢肿不甚明显，晚期方伴肢体浮肿，每兼见面色青晦，面颈部有血痣赤缕，胁下癥积坚硬，腹皮青筋显露等。水肿主要为肺、脾、肾功能失调，水湿泛溢肌肤，其浮肿多从眼睑开始，继则延及头面及肢体，或下肢先肿，后及全身，每见面色㿠白，腰酸倦怠等，水肿较甚者亦可伴见腹水。

37. 头痛与眩晕　头痛之病因有外感与内伤两方面，眩晕则以内伤为主。临床表现，头痛以疼痛为主，实证较多；而眩晕则以昏眩为主，虚证较多。

38. 中风与厥证　厥证也有突然昏仆、不省人事之表现，厥证神昏时间短暂，发作时常伴有四肢逆冷，移时多可自行苏醒，醒后无半身不遂、口眼㖞斜、言语不利等表现。

39. 中风与痉证　痉证以四肢抽搐、项背强直，甚至角弓反张为主症，发病时也可伴有神昏，需与中风闭证相鉴别。但痉证之神昏多出现在抽搐之后，而中风患者多在起病时即有神昏，而后可以出现抽搐。痉证抽搐时间长，中风抽搐时间短。痉证患者无半身不遂、口眼㖞斜等症状。

40. 瘿病与瘰疬　两者均可在颈项部出现肿块，但二者的具体部位及肿块的性状不同。瘿病肿块在颈部正前方，肿块一般较大。瘰疬的病变部位在颈项的两侧或颌下，肿块一般较小，每个约黄豆大，个数多少不等。

41. 阳水和阴水　阳水病因多为风邪、疮毒、水湿。发病较急，每成于数日之间，肿多由面目开始，自上而下，继及全身，肿处皮肤绷急光亮，按之凹陷即起，兼有寒热等表证，属表、属实，一般病程较短。阴水病因多为饮食劳倦，先天或后天因素所致的脏腑亏损。发病缓慢，肿多由足踝开始，自下而上，继及全身，肿处皮肤松弛，按之凹陷不易恢复，甚则按之如泥，属里、属虚或虚实夹杂，病程较长。

42. 六种淋证　热淋起病多急骤，小便赤热，溲时灼痛，或伴有发热，腰痛拒按。石淋以小便排出砂石为主症，或排尿时突然中断，尿道窘迫疼痛，或腰腹绞痛难忍。气淋小腹胀满较明显，小便艰涩疼痛，尿后余沥不尽。血淋为溺血而痛。膏淋证见小便浑浊如米泔水或滑腻如膏脂。劳淋小便不甚赤涩，溺痛不甚，但淋沥不已，时作时止，遇劳即发。

43. 癃闭与淋证　癃闭无尿道刺痛，每日尿量少于正常，甚或无尿排出，而淋证则小便频数短涩，滴沥刺痛，欲出未尽，而每日排尿量正常。但淋证日久不愈，可发展成癃闭，而癃闭感受外邪，常可并发淋证。

44. 癃闭与关格　二者主症都有小便量少或闭塞不通。但关格常由水肿、淋证、癃闭等经久不愈发展而来，是小便不通与呕吐并见的病证，常伴有皮肤瘙痒，口中尿味，四肢搐搦，甚或昏迷等症状。而癃闭不伴有呕吐，部分病人有水蓄膀胱之证候，以此可资鉴别。

45. 咳血与吐血　咳血与吐血血液均经口出，但两者截然不同。

咳血是血由肺来，经气道随咳嗽出，血色多为鲜红，常混有痰液，咳血之前多有咳嗽、胸闷、喉痒等症状，大量咳血后，可见痰中带血数天，大便一般不呈黑色。吐血是血自胃而来，经呕吐而出，血色紫暗，常夹有食物残渣，吐血之前多有胃脘不适或胃痛、恶心等症状，吐血之后无痰中带血，但大便多呈黑色。

46. 自汗、盗汗与脱汗　脱汗表现为大汗淋漓，汗出如珠，常同时出现声低息微，精神疲惫，四肢厥冷，脉微欲绝或散大无力，多在疾病危重时出现，为病势危急的征象，故脱汗又称为绝汗。

47. 自汗、盗汗与战汗　战汗主要出现于急性热病过程中，表现为突然恶寒战栗，全身汗出，发热，口渴，烦躁不安，为邪正交争的征象。若汗出之后，热退脉静，气息调畅，为正气拒邪，病趋好转。与阴阳失调、营卫不和之自汗、盗汗迥然有别。

48. 内伤发热与外感发热　外感发热表现的特点是：因感受外邪而起，起病较急，病程较短，发热初期大多伴有恶寒，其恶寒得衣被而不减。发热的热度大多较高，发热的类型随病种的不同而有所差异。初起常兼有头身疼痛、鼻塞、流涕、咳嗽、脉浮等表证。外感发热由感受外邪，正邪相争所致，属实证者居多。

内伤发热表现的特点是：起病缓慢，病程较长，多为低热，或自觉发热，而体温并不升高，表现为高热者较少。不恶寒，或虽有怯冷，但得衣被则温。常兼见头晕、神疲、自汗、盗汗、脉弱等症。

中医内科学常用方剂

一画

一贯煎（《柳州医话》） 沙参 麦冬 当归 生地黄 枸杞子 川楝子

二画

二冬膏（《中华人民共和国药典》） 天冬 麦冬

二冬汤（《医学心悟》） 天冬 麦冬 天花粉 黄芩 知母 人参 荷叶

二陈汤（《太平惠民和剂局方》） 半夏 陈皮 茯苓 炙甘草

二陈平胃散（《太平惠民和剂局方》） 半夏 茯苓 陈皮 甘草 苍术 川朴

二阴煎（《景岳全书》） 生地黄 麦冬 枣仁 生甘草 玄参 茯苓 黄连 木通 灯芯草 竹叶

二妙丸（《丹溪心法》）　黄柏　苍术

十灰散（《十药神书》）　大蓟　小蓟　侧柏叶　荷叶　茜草根　山栀　茅根　大黄　丹皮　棕榈皮

十枣汤（《伤寒论》）　甘遂　大戟　芫花　大枣

丁香散（《古今医统》）　丁香　柿蒂　炙甘草　高良姜

丁香柿蒂汤（《症因脉治》）　丁香　柿蒂　人参　生姜

丁香透膈散（《医学入门》）　丁香　木香　麦芽　青皮　肉豆蔻　沉香　藿香　陈皮　厚朴　人参　茯苓　砂仁　香附　白术　生姜　大枣

七福饮（《景岳全书》）　人参　熟地　当归　白术　杏仁　远志　炙甘草

七味苍柏散（《医学入门》）　苍术　黄柏　杜仲　当归　川芎　破故纸　白术

七味都气丸（《医宗已任编》）　地黄　山茱萸　山药　泽泻

牡丹皮　茯苓　五味子

七味白术散（《小儿药证直诀》）　人参　白术　茯苓　甘草　葛根　木香　藿香叶

人参益气汤（《杂病源流犀烛》）　黄芪　人参　防风　升麻　地黄　川芎　炙甘草　五味子　肉桂

人参养荣汤（《太平惠民和剂局方》）　白芍　当归　陈皮　黄芪　桂心　人参　煨白术　炙甘草　熟地黄　五味子　茯苓　远志　生姜　大枣

八珍汤（《正体类要》）　人参　白术　茯苓　甘草　当归　白芍　川芎　熟地　生姜　大枣

八正散（《太平惠民和剂局方》）　木通　车前子　萹蓄　瞿麦　滑石　甘草梢　大黄　山栀　灯芯

三画

三拗汤（《太平惠民和剂局方》）　麻黄　杏仁　甘草　生姜

三仁汤（《温病条辨》） 杏仁 滑石 通草 白蔻仁 竹叶 厚朴 薏苡仁 半夏

三圣散（《儒门事亲》） 防风 瓜蒂 藜芦

三才封髓丹（《卫生宝鉴》） 天冬 熟地黄 人参 黄柏 砂仁 甘草

三子养亲汤（《韩氏医通》） 苏子 白芥子 莱菔子

三物备急丸（《金匮要略》） 大黄 干姜 巴豆

大补元煎（《景岳全书》） 人参 炒山药 熟地黄 杜仲 枸杞子 当归 山萸肉 炙甘草

大黄附子汤（《金匮要略》） 大黄 附子 甘草

大黄䗪虫丸（《金匮要略》） 䗪虫 干漆 干地黄 甘草 水蛭 芍药 杏仁 黄芩 桃仁 虻虫 蛴螬 大黄

大承气汤（《伤寒论》） 大黄 芒硝 枳实 厚朴

大补阴丸（《丹溪心法》） 知母 黄柏 熟地黄 龟板 猪脊髓

大柴胡汤（《伤寒论》） 柴胡 黄芩 半夏 枳实 白芍药 大黄 生姜 大枣

大建中汤（《金匮要略》） 川椒 干姜 人参 饴糖

大黄硝石汤（《金匮要略》） 大黄 黄柏 硝石 栀子

大定风珠（《温病条辨》） 白芍 阿胶 生龟版 生地 火麻仁 五味子 生牡蛎 麦冬 炙甘草 鸡子黄 生鳖甲

大青龙汤（《伤寒论》） 麻黄 桂枝 炙甘草 杏仁 石膏 生姜 大枣

川芎茶调散（《太平惠民和剂局方》） 川芎 荆芥 薄荷 羌活 细辛（或香附） 白芷 甘草 防风

己椒苈黄丸（《金匮要略》） 防己 椒目 葶苈子 大黄

小青龙汤（《伤寒论》） 麻黄 桂枝 芍药 甘草 干姜 细辛 半夏 五味子

小青龙汤加石膏汤（《金匮要略》） 麻黄 桂枝 芍药 甘草

干姜　细辛　半夏　五味子　石膏

小半夏加茯苓汤（《金匮要略》）　半夏　生姜　茯苓

小承气汤（《伤寒论》）　大黄　厚朴　枳实

小半夏汤（《金匮要略》）　半夏　生姜

小建中汤（《伤寒论》）　桂枝　芍药　饴糖　生姜　大枣　甘草

小蓟饮子（《济生方》）　生地黄　小蓟　滑石　通草　炒蒲黄　淡竹叶　藕节　当归　山栀　甘草

四画

天王补心丹（《校注妇人良方》）　人参　玄参　丹参　茯苓　五味子　远志　桔梗　当归身　天冬　麦冬　柏子仁　酸枣仁　生地黄　朱砂

天台乌药散（《医学发明》）　乌药　木香　茴香　青皮　良姜　槟榔　川楝子　巴豆

天麻钩藤饮（《杂病诊治新义》）　天麻　钩藤　生石决明

川牛膝　桑寄生　杜仲　山栀　黄芩　益母草　朱茯神　夜交藤

无比山药丸（《太平惠民和剂局方》）　山药　肉苁蓉　熟地黄　山茱萸　茯神　菟丝子　五味子　赤石脂　巴戟天　泽泻　杜仲　牛膝

开噤散（《医学心悟》）　人参　黄连　石菖蒲　丹参　石莲子　茯苓　陈皮　冬瓜子　荷叶蒂

木香顺气散（《沈氏尊生书》）　木香　青皮　橘皮　甘草　枳壳　川朴　乌药　香附　苍术　砂仁　桂心　川芎

木防己汤（《金匮要略》）　木防己　石膏　桂枝　人参

木香槟榔丸（《医方集解》）　木香　香附　青皮　陈皮　枳壳　黑丑　槟梅　黄连　黄柏　三棱　莪术　大黄　芒硝

不换金正气散（《太平惠民和剂局方》）　藿香　苍术　厚朴　陈皮　半夏　甘草　生姜　大枣

五磨饮子（《医方集解》）　乌药　沉香　槟榔　枳实　木香

五苓散（《伤寒论》） 桂枝 白术 茯苓 猪苓 泽泻

五生饮（《世医得效方》） 生南星 生半夏 生白附子 川乌 黑乌

五仁丸（《世医得效方》） 桃仁 杏仁 柏子仁 松子仁 郁李仁 橘皮

五汁安中饮（验方） 韭汁 牛乳 生姜汁 梨汁 藕汁

五皮饮（《中藏经》） 桑白皮 橘皮 生姜皮 大腹皮 茯苓皮

五味消毒饮（《医宗金鉴》） 金银花 野菊花 蒲公英 紫花地丁 紫背天葵子

止嗽散（《医学心悟》） 荆芥 橘红 桔梗 甘草 紫菀 白前 百部

止嗽定喘口服液（《中华人民共和胃典》） 麻黄 苦杏仁 甘草 石膏

中和汤（《丹溪心法》） 苍术 半夏 黄芩 香附

中满分消丸（《兰室秘藏》）　厚朴　枳实　黄连　黄芩　知母　半夏　陈皮　茯苓　猪苓　泽泻　砂仁　干姜　姜黄　人参　白术　炙甘草

少腹逐瘀汤（《医林改错》）　小茴香　干姜　延胡索　没药　当归　川芎　官桂　赤芍　蒲黄　五灵脂

六一散（《伤寒标本心法类萃》）　滑石　甘草

六君子汤（《校注妇人良方》）　人参　炙甘草　茯苓　白术　陈皮　制半夏　生姜　大枣

六味地黄丸（《小儿药证直诀》）　熟地黄　山茱萸　山药　茯苓　丹皮　泽泻

六磨汤（《证治准绳》）　沉香　木香　槟榔　乌药　枳实　大黄

牛黄清心丸（《痘疹世医心法》）　牛黄　朱砂　黄连　黄芩　山栀　郁金

化虫丸（《太平惠民和剂局方》）　鹤虱　槟榔　苦楝根皮

炒胡粉　枯矾

化肝煎（《景岳全书》）　丹皮　栀子　白芍　青皮　陈皮　泽泻　土贝母

化积丸（《类证治裁》）　三棱　莪术　阿魏　海浮石　香附　雄黄　槟榔　苏木　瓦楞子　五灵脂

月华丸（《医学心悟》）　沙参　麦冬　天冬　生地　熟地　阿胶　山药　茯苓　桑叶　菊花　獭肝　百部　三七　川贝母

丹参饮（《时方歌括》）　丹参　檀香　砂仁

丹栀逍遥散（《医统》）　丹皮　栀子　当归　白芍　柴胡　茯苓　白术　甘草　薄荷　生姜

乌头汤（《金匮要略》）　麻黄　白芍　黄芪　制川乌　甘草

乌头桂枝汤（《金匮要略》）　乌头　桂枝　芍药　生姜　大枣　甘草

乌梅丸（《伤寒论》）　乌梅　黄连　黄柏　人参　当归　附子

桂枝　蜀椒　干姜　细辛

双合汤（《杂病源流犀烛》）　桃仁　红花　地黄　芍药　当归　川芎　半夏　茯苓　陈皮　甘草　白芥子　鲜竹沥　生姜汁

孔圣枕中丹（《医方集解》）　龟甲　远志　龙骨　石菖蒲

五画

玉屏风散（《世医得效方》）　黄芪　白术　防风

玉真散（《外科正宗》）　南星　防风　白芷　天麻　羌活　白附子

玉枢丹（《百一选方》）　山慈菇　续随子　大戟　麝香　腰黄　朱砂　五倍子

玉女煎（《景岳全书》）　生石膏　熟地　麦冬　知母　牛膝

玉泉丸（《回春方》）　黄连　干葛　天花粉　知母　麦门冬　人参　五味子　生地汁　莲肉　乌梅肉　当归　甘草　人乳汁　牛乳汁　甘蔗汁　梨汁　藕汁

正柴胡冲剂（《中医方剂大辞典》） 柴胡 防风 陈皮 芍药 甘草 生姜

正气天香散（《保命歌括》） 干姜 紫苏 乌药 香附 陈皮

石苇散（《证治汇补》） 石苇 冬葵子 瞿麦 滑石 车前子

龙胆泻肝丸（《兰室秘藏》） 龙胆草 泽泻 木通 车前子 当归 柴胡 生地（近代方中有黄芩栀子）

左归丸（《景岳全书》） 熟地黄 山药 山茱萸 菟丝子 枸杞子 川牛膝 鹿角胶 龟板胶

左金丸（《丹溪心法》） 黄连 吴茱萸

右归丸（《景岳全书》） 熟地黄 山药 山茱萸 枸杞子 杜仲 菟丝子 附子 肉桂 当归 鹿角胶

平喘固本汤（《验方》） 党参 五味子 冬虫夏草 胡桃肉 沉香 灵磁石 脐带 苏子 款冬花 法半夏 橘红

平胃散（《太平惠民和剂局方》） 苍术 厚朴 陈皮 炙甘草

生姜　大枣

平补镇心丹（《太平惠民和剂局方》）　龙齿　朱砂　人参　山药　肉桂　五味子　天冬　生地　熟地　远志　茯神　酸枣仁　茯苓　车前子

甘草干姜汤（《金匮要略》）　甘草　干姜

甘姜苓术汤（《金匮要略》）　甘草　干姜　茯苓　白术

甘遂半夏汤（《金匮要略》）　甘遂　半夏　芍药　炙草

甘露消毒丹（《温热经纬》）　滑石　茵陈　黄芩　石菖蒲　木通　川贝母　射干　连翘　薄荷　白豆蔻　藿香

甘麦大枣汤（《金匮要略》）　甘草　淮小麦　大枣

四神丸（《证治准绳》）　补骨脂　肉豆蔻　吴茱萸　五味子　生姜　大枣

四味回阳饮（《景岳全书》）　人参　干姜　炙甘草　附子

四君子汤（《太平惠民和剂局方》）　人参　白术　茯苓　炙甘草

四七汤（《太平惠民和剂局方》） 苏叶 半夏 厚朴 茯苓 生姜 大枣

四海舒郁丸（《疡医大全》） 海蛤粉 海带 海藻 海螵蛸 昆布 陈皮 青木香

四苓散（《明医指掌》） 猪苓 泽泻 白术 茯苓

四物汤（《太平惠民和剂局方》） 当归 白芍药 川芎 熟地黄

四妙丸（《成方便读》） 苍术 黄柏 牛膝 薏仁

四逆散（《伤寒论》） 柴胡 白芍 枳壳 甘草

生脉地黄汤（《医宗金鉴》） 人参 麦冬 五味子 地黄 山茱萸 山药 茯苓 丹皮 泽泻

生脉散（《备急千金要方》） 人参 麦冬 五味子

生姜甘草汤（《备急千金要方》） 生姜 甘草 人参 大枣

生铁落饮（《医学心语》） 天冬 麦冬 贝母 胆南星 橘红 远志 石菖蒲 连翘 茯苓 茯神 玄参 钩藤 丹参 辰砂

生铁落

失笑散（《太平惠民和剂局方》） 五灵脂 蒲黄

代抵当丸（《证治准绳》） 大黄 归尾 生地 穿山甲芒硝 桃仁 肉桂

白芨枇杷丸（《证治要诀》） 白芨 蛤粉 炒阿胶 生地 藕节 枇杷叶

白金丸（《本事方》） 郁金 明矾

白头翁汤（《伤寒论》） 白头翁 秦皮 黄柏

白虎汤（《伤寒论》） 石膏 知母 粳米 甘草

白虎加人参汤（《伤寒论》） 石膏 知母 粳米 甘草 人参

半夏秫米汤（《内经》） 半夏 秫米

半夏白术天麻汤（《医学心悟》） 法半夏 天麻 白术 茯苓 陈皮 蔓荆子 炙甘草 生姜 大枣

半夏泻心汤（《伤寒论》） 半夏 黄芩 干姜 人参 甘草

黄连　大枣

半夏厚朴汤（《金匮要略》）　半夏　厚朴　茯苓　紫苏　生姜

半硫丸（《太平惠民和剂局方》）　半夏　硫黄

归脾丸（《济生方》）　人参　黄芪　白术　甘草　茯神　远志　酸枣仁　龙眼肉　当归　木香　大枣　生姜

加减葳蕤汤（《通俗伤寒论》）　葳蕤　葱白　桔梗　白薇　豆豉　薄荷　炙甘草　大枣

加减泻白散（《医学发明》）　桑白皮　地骨皮　粳米　甘草　知母　黄芩　桔梗　青皮　陈皮

加味桔梗汤（《医学心悟》）　桔梗　甘草　贝母　桔梗　橘红　金银花　薏仁　葶苈子　白芨

加味四物汤（《金匮翼》）　白芍　当归　生地　川芎　蔓荆子　菊花　黄芩　甘草

加减复脉汤（《温病条辨》）　炙甘草　大生地　白芍　麦冬

阿胶　麻仁

加味四斤丸（《三因方》）　肉苁蓉　牛膝　菟丝子　木瓜　鹿茸　熟地　天麻　五味子

加味二妙丸（《丹溪心法》）　黄柏　苍术　当归　牛膝　防己　萆薢　龟板

加味四君子汤（《三因方》）　人参　茯苓　白术　甘草　黄芪　白扁豆

加味不换金正气散（《验方》）　厚朴　苍术　陈皮　甘草　藿香　佩兰　草果　半夏　槟榔　菖蒲　荷叶

圣愈汤（《医宗金鉴》）　人参　黄芪　当归　白芍药　熟地黄　川芎

六画

地黄饮子（《宣明论方》）　熟地黄　巴戟天　山萸肉　石斛　肉苁蓉　炮附子　五味子　肉桂　菖蒲　远志　生姜　大枣　薄荷

地榆散（《验方》） 茜根 地榆 黄芩 黄连 山栀 茯苓

百合固金汤（《医方集解》） 生地 熟地 麦冬 贝母 百合 当归 芍药 甘草 玄参 桔梗

芎芷石膏汤（《医宗金鉴》） 川芎 白芷 石膏 菊花 藁本 羌活

再造散（《伤寒六书》） 黄芪 人参 桂枝 甘草 熟附子 细辛 羌活 防风 川芎 炒芍药 煨生姜 大枣

芍药甘草汤（《伤寒论》） 芍药 甘草

芍药汤（《素问病机气宜保命集》） 黄芩 芍药 甘草 黄连 大黄 槟榔 当归 木香 肉桂

当归六黄汤（《兰室秘藏》） 当归 生地黄 熟地黄 黄连 黄芩 黄柏 黄芪

当归四逆汤（《伤寒论》） 当归 桂枝 芍药 细辛 甘草 通草 大枣

当归龙荟丸（《宜明论方》） 当归 龙胆草 芦荟 青黛 栀子 黄连 黄芩 黄柏 大黄 木香 麝香

当归补血汤（《内外伤辨惑论》） 黄芪 当归

回阳急救汤（《伤寒六书》） 附子 干姜 肉桂 人参 白术 茯苓 半夏 陈皮 甘草 五味子

如金解毒散（《景岳全书》） 桔梗 甘草 黄芩 黄柏 山栀 黄连

至宝丹（《太平惠民和剂局方》） 犀角 生玳瑁 琥珀 朱砂 雄黄 龙脑 麝香 牛黄 安息香 金箔 银箔

安宫牛黄丸（《温病条辨》） 牛黄 郁金 犀角 黄连 朱砂 冰片 珍珠 山栀 雄黄 黄芩 麝香 金箔衣

安神定志丸（《医学心悟》） 人参 茯苓 茯神 远志 石菖蒲 龙齿

竹叶石膏汤（《伤寒沦》） 人参 麦冬 石膏 竹叶 甘草

半夏　粳米

竹茹汤（《本草方》）　竹茹　半夏　干姜　甘草　生姜　大枣

朱砂安神丸（《医学发明》）　朱砂　黄连　炙甘草　生地　当归

华盖散（《太平惠民和剂局方》）　麻黄　桑白皮　紫苏子　杏仁　赤茯苓　陈皮

血府逐瘀汤（《医林改错》）　当归　生地黄　桃仁　红花　枳壳　赤芍　柴胡　甘草　桔梗　川芎　牛膝

舟车丸（《景岳全书》）　甘遂　芫花　大戟　大黄　黑丑　木香　青皮　陈皮　轻粉　槟榔

交泰丸（《韩氏医通》）　黄连　肉桂

导赤散（《小儿药证直决》）　生地黄　木通　竹叶　甘草

导痰汤（《校注妇人良方》）　半夏　陈皮　枳实　茯苓　甘草　制南星　生姜

阳和汤（《外科全生集》）　熟地黄　麻黄　鹿角胶　白芥子

肉桂　生甘草　炮姜炭

防己茯苓汤（《金匮要略》）　防己　桂枝　黄芪　茯苓　甘草

防己黄芪汤（《金匮要略》）　防已　黄芪　白术　甘草　生姜　大枣

防风汤（《宣明论方》）　防风　甘草　当归　茯苓　葛根　杏仁　麻黄　桂枝　秦艽　黄芩　生姜　大枣

防风通圣散（《宣明论方》）　防风　连翘　麻黄　薄荷　荆芥　白术　栀子　川芎　当归　白芍　大黄　芒硝　石膏　黄芩　桔梗　甘草　滑石　生姜

七画

麦门冬汤（《金匮要略》）　麦门冬　人参　半夏　甘草　粳米　大枣

麦味地黄汤（《医级》）　熟地　山萸肉　山药　泽泻　牡丹皮　白茯苓　麦冬　五味子

杜仲丸（《医学入门》） 杜仲 破故纸 枸杞 龟板 黄柏 知母 五味子 芍药 当归 黄芪 猪脊髓

苍术二陈汤（《杂病源流犀烛》） 苍术 白术 茯苓 陈皮 甘草 半夏

苏子降气汤（《太平圣惠和剂局方》） 苏子 橘皮 半夏 当归 前胡 厚朴 肉桂 甘草 生姜

苏合香丸（《太平惠民和剂局方》） 白术 青木香 犀角 香附 朱砂 诃子 檀香 安息香 沉香 麝香 丁香 荜茇 冰片 苏合香 香油 熏陆香

杞菊地黄丸（《医级》） 枸杞子 菊花 熟地黄 山茱萸 山药 丹皮 泽泻 茯苓

苇茎汤（《千金方》） 苇茎 生薏仁 冬瓜子 桃仁

杏苏散（《温病条辨》） 苏叶 杏仁 前胡 紫菀 款冬花 百部 半夏 茯苓 陈皮 桔梗 枳壳 生姜 大枣 甘草

杏苏二陈丸（《验方》） 杏仁 半夏 陈皮 茯苓 苏子 甘草

更衣丸（《先醒斋医学广笔记》） 芦荟 朱砂

还少丹（《医方集解》） 熟地 枸杞子 山萸肉 肉苁蓉 远志 巴戟天 人参 小茴香 杜仲 怀牛膝 楮实子 茯苓 山药 大枣 五味子 石菖蒲

连朴饮（《霍乱论》） 黄连 厚朴 石菖蒲 制半夏 芦根 栀子 香豉

连理汤（《张氏医通》） 黄连 人参 茯苓 白术 干姜 甘草

牡蛎散（《太平惠民和剂局方》） 煅牡蛎 黄芪 麻黄根 浮小麦

羌活胜湿汤（《内外伤辨惑论》） 羌活 独活 川芎 蔓荆子 甘草 防风 藁本

沉香散（《金匮翼》） 沉香 石苇 滑石 当归 陈皮 白芍 冬葵子 甘草 王不留行

沙参麦冬汤（《温病条辨》） 沙参 麦冬 玉竹 桑叶 甘草 天花粉 生扁豆

沙参清肺汤（《验方》） 沙参 生黄芪 太子参 合欢皮 白芨 生甘草 桔梗 薏苡仁 冬瓜子

良附丸（《良方集腋》） 高良姜 香附

启膈散（《医学心悟》） 沙参 茯苓 丹参 川贝 郁金 砂仁壳 荷叶蒂 杵头糠

启阳娱心丹（《辨证录》） 人参 远志 茯苓 甘草 橘红 砂仁 柴胡 菟丝子 白术 枣仁 当归 白芍 山药 石菖蒲 神曲

补肺汤（《永类钤方》） 人参 黄芪 熟地 五味子 紫菀 桑白皮

补肝汤（《医宗金鉴》） 当归 白芍 川芎 熟地 酸枣仁 木瓜 炙甘草

补中益气汤（《脾胃论》） 人参 黄芪 白术 甘草 当归 陈皮 升麻 柴胡

补天大造丸（《医学心悟》） 人参 白术 当归 黄芪 枣仁 远志 芍药 山药 茯苓 枸杞 熟地 紫河车 龟板 鹿角

补络补管汤（《医学衷中参西录》） 牡蛎 龙骨 山萸肉 三七

补阳还伍汤（《医林改错》） 黄芪 归尾 赤芍 地龙 川芎 桃仁 当归 甘草

补气运脾汤（《医学统旨》） 人参 白术 茯苓 甘草 黄芪 陈皮 砂仁 半夏曲 生姜 大枣

补血荣筋丸（《杏苑》） 肉苁蓉 牛膝 天麻 木瓜 鹿茸 熟地黄 菟丝子 五味子

补髓丸（《百一选方》） 杜仲 补骨脂 鹿茸 没药 胡桃肉

补阴益气煎（《景岳全书》） 何首乌 人参 当归 陈皮 生姜 山药 熟地 升麻 柴胡 炙甘草

何人饮（《景岳全书》） 何首乌 人参 当归 陈皮 生姜

身痛逐瘀汤（《医林改错》） 当归 川芎 桃仁 红花 五灵脂 没药 香附 牛膝 秦艽 羌活 地龙 甘草

龟鹿二仙膏（《医便》） 鹿角 龟板 人参 枸杞子

附子理中汤（《太平惠民和剂局方》） 炮附子 人参 白术 炮姜 炙甘草

附子粳米汤（《金匮要略》） 炮附子 粳米 半夏 甘草 大枣

附子理苓汤（《内经拾遗》） 附子 干姜 炙甘草 人参 白术 猪苓 茯苓 泽泻 桂枝

妙香散（《苏沈良方》） 山药 茯苓 茯神 远志 黄芪 人参 桔梗 甘草 木香 辰砂 麝香 莲肉

八画

青麟丸（《邵氏经验良方》） 大黄 鲜侧柏叶 绿豆芽 黄豆芽 槐枝 桑叶 桃叶 柳叶 车前子 鲜茴香 陈皮 荷叶 银花

苏叶　冬术　艾叶　半夏　厚朴　黄芩　香附　砂仁　甘草　泽泻　猪苓　牛乳　梨汁　姜汁　童便　陈酒

青娥丸（《太平惠民和剂局方》）　胡桃肉　补骨脂　杜仲　大蒜头

枇杷叶膏（《中华人民共和国药典》）　枇杷叶

板蓝根冲剂（《中华人民共和国药典》）　板蓝根

苓桂术甘汤（《金匮要略》）　茯苓　桂枝　白术　炙甘草

苓甘五味姜辛汤《金匮要略》）　茯苓　甘草　干姜　细辛　五味子

转呆丹（《辨证录》）　人参　当归　半夏　柴胡　附子　生枣仁　石菖蒲　茯神　白芍　神曲　柏子仁　天花粉

肾气丸（《金匮要略》）　桂枝　附子　熟地黄　山萸肉　山药　茯苓　丹皮　泽泻

虎潜丸（《丹溪心法》）　龟板　黄柏　知母　熟地　当归　白芍

锁阳　陈皮　虎骨　干姜

明目地黄丸（《中药成方配本》）　熟地　萸肉　淮山药　丹皮　茯苓　泽泻　当归　白芍　杞子　白菊花　白蒺藜　石决明

河车大造丸（《扶寿精方》）　紫河车　龟板　黄柏　杜仲　牛膝　麦冬　天冬　熟地　人参

泻心汤（《金匮要略》）　大黄　黄芩　黄连

泻白散（《小儿药证直诀》）　桑白皮　地骨皮　甘草　粳米

定痫丸（《医学心悟》）　天麻　川贝　胆南星　姜　半夏　陈皮　茯神　丹参　麦冬　石菖蒲　远志　全蝎　僵蚕　琥珀　辰砂

定喘汤（《摄生众妙方》）　白果　麻黄　桑白皮　款冬花　半夏　杏仁　苏子　黄芩　甘草

实脾饮（《济生方》）　厚朴　白术　木瓜　木香　草果仁　大腹子　附子　白茯苓　干姜　甘草

知柏地黄丸（《医宗金鉴》）　知母　黄柏　熟地黄　山萸肉

山药　茯苓　丹皮　泽泻

金水六君煎（《景岳全书》）　当归　茯苓　半夏　熟地　陈皮　炙甘草

金铃子散（《素问病机气宜保命集》）　金铃子　延胡索

金锁固精丸（《医方集解》）　沙苑蒺藜　芡实　莲须　龙骨　牡蛎　莲肉

炙甘草汤（《伤寒论》）　炙甘草　人参　桂枝　生姜　阿胶　生地黄　麦冬　火麻仁　大枣

驻车丸（《备急千金要方》）　黄连　阿胶　当归　干姜

参苏饮（《太平惠民和剂局方》）　人参　紫苏叶　葛根　前胡　法半夏　茯苓　枳壳　橘红　桔梗　甘草　木香　生姜　大枣

参蚧散（《济生方》）　人参　蛤蚧

参附汤（《妇人良方》）　人参　熟附子　生姜　大枣

参苓白术散（《太平惠民和剂局方》）　人参　白术　茯苓　甘草

山药　莲肉　扁豆　砂仁　苡仁　桔梗　陈皮

参茸地黄丸（戎方）　人参　鹿茸　熟地黄　山茱萸　山药茯苓　丹皮　泽泻

参附龙牡汤（验方）　人参　炮附子　龙骨　牡蛎

九画

春泽汤（《医方集解》）　白术　桂枝　猪苓　泽泻　茯苓　人参

枳实薤白桂枝汤（《金匮要略》）　枳实　厚朴　薤白　桂枝栝楼实

枳实消痞丸（《兰室秘藏》）　炙枳实　半夏　厚朴　黄连干生姜　麦芽　白茯苓　白术　党参　炙甘草

枳实导滞丸（《内外伤辨惑论》）　大黄　枳实　黄芩　黄连神曲　白术　茯苓　泽泻

枳术丸（《脾胃论》）　枳实　白术　荷叶

栀子柏皮汤（《伤寒论》）　栀子　甘草　黄柏

栀子清肝汤（《类证治裁》） 栀子 丹皮 柴胡 当归 白芍 茯苓 川芎 牛蒡子 甘草

荆防达表汤（《时氏处方》） 荆芥 防风 苏叶 白芷 橘红 杏仁 赤苓 生姜 葱头 炒建曲

荆防败毒散（《外科理例》） 荆芥 防风 羌活 独活 前胡 柴胡 桔梗 枳壳 茯苓 川芎 甘草

茵陈五苓散（《金匮要略》） 茵陈蒿 桂枝 茯苓 白术 泽泻 猪苓

茵陈术附汤（《医学心悟》） 茵陈蒿 白术 附子 干姜 炙甘草 肉桂

茵陈蒿汤（《伤寒论》） 茵陈蒿 栀子 大黄

茵栀黄注射液（《实用中成药手册》） 茵陈 山栀 黄芩

茜根散（《景岳全书》） 茜草根 黄芩 阿胶 侧柏叶 生地黄 甘草

柏叶汤（《金匮要略》） 侧柏叶 干姜 艾叶 马通汁

牵正散（《杨氏家藏方》） 白附子 僵蚕 全蝎

厚朴麻黄汤（《金匮要略》） 厚朴 麻黄 石膏 杏仁半夏 五味子 干姜 细辛

胃苓汤（《丹溪心法》） 甘草 茯苓 苍术 陈皮 白术 肉桂 泽泻 猪苓 厚朴

香砂六君子汤（《古今名医方论》） 木香 砂仁 陈皮 半夏 党参 白术 茯苓 甘草

香茸丸（《证治准绳》） 麝香 鹿茸 麋茸 苁蓉 熟地 沉香 五味子 茯苓 龙骨

香苏饮（《太平惠民和剂局方》） 香附 紫苏茎叶 陈皮 甘草

香附旋覆花汤（《温病条辨》） 香附 旋覆花 苏子 橘皮 半夏 茯苓 薏仁

复元活血汤（《医学发明》） 柴胡 穿山甲 当归 大黄 红花

甘草　桃仁　栝楼根

顺气导痰丸（验方）　半夏　陈皮　茯苓　甘草　生姜　胆南星　枳实　木香　香附

保真汤（《十药神书》）　人参　黄芪　白术　茯苓　大枣　天冬　麦冬　生地　熟地　五味子　当归　芍药　莲须　地骨皮　柴胡　陈皮　生姜　黄柏　知母　甘草

保元汤（《博爱心鉴》）　黄芪　人参　肉桂　甘草　生姜

保和丸（《丹溪心法》）　神曲　山楂　茯苓　半夏　陈皮　连翘　莱菔子

独活寄生汤（《备急千金要方》）　独活　桑寄生　秦艽　防风　细辛　当归　芍药　川芎　干地黄　杜仲　牛膝　人参　茯苓　甘草　桂心

独参汤（《伤寒大全》）　人参

济川煎（《景岳全书》）　当归　牛膝　肉苁蓉　泽泻　升麻

枳壳

济生肾气丸（《济生方》） 附子 车前子 山茱萸 山药 牡丹皮 牛膝 熟地黄 肉桂 白茯苓 泽泻

洗心汤（《辨证录》） 人参 甘草 半夏 陈皮 附子 茯神 生酸枣仁 神曲 石菖蒲

养心汤（《证治准绳》） 黄芪 茯苓 茯神 当归 川芎 炙甘草 半夏曲 柏子仁 酸枣仁 远志 五味子 人参 肉桂

宣痹汤（《温病条辨》） 防己 杏仁 连翘 滑石 薏苡仁 半夏 蚕砂 赤小豆皮 栀子

祛风导痰汤（《中国医学大辞典》） 防风 羌活 茯苓 半夏 陈皮 甘草 南星 枳实 白术 姜汁 竹茹

神犀丹（《温热经纬》） 犀角 石菖蒲 黄芩 生地 金银花 金汁 连翘 板蓝根 豆豉 玄参 天花粉 紫草

十画

秦艽鳖甲散（《卫生宝鉴》） 秦艽 鳖甲 柴胡 当归 地骨皮 青蒿 知母 乌梅

真武汤（《伤寒论》） 炮附子 白术 茯苓 芍药 生姜

真人养脏汤（《太平惠民和剂局方》） 诃子 罂粟壳 肉豆蔻 白术 人参 木香 肉桂 炙甘草 当归 白芍

真方白丸子（《瑞竹堂方》） 半夏 白附子 天南星 天麻 川乌 全蝎 木香 枳壳

桂枝茯苓丸（《金匮要略》） 桂枝 茯苓 芍药 丹皮 桃仁

桂枝甘草龙骨牡蛎汤（《伤寒论》） 桂枝 甘草 龙骨 牡蛎

桂枝甘草汤（《伤寒论》） 桂枝 甘草

桂枝芍药知母汤（《金匮要略》） 桂枝 芍药 甘草 麻黄 生姜 白术 知母 防风 附子

桂枝加黄芪汤（《金匮要略》） 桂枝 芍药 甘草 大枣 生姜

黄芪

桃仁红花煎（《素庵医案》） 丹参 赤芍 桃仁 红花 香附 延胡索 青皮 当归 生地 川芎

桃仁承气汤（《伤寒论》） 桃仁 桂枝 大黄 芒硝 甘草

桃花汤（《伤寒论》） 赤石脂 干姜 粳米

桃红四物汤（《医宗金鉴》） 桃仁 红花 地黄 芍药 当归 川芎

桃红饮（《类证治裁》） 桃仁 红花 川芎 归尾 威灵仙

桔梗杏仁煎（《景岳全书》） 桔梗 杏仁 甘草 银花 贝母 枳壳 红藤 连翘 夏枯草 百合 麦冬 阿胶

桔梗白散（《外台秘要》） 桔梗 贝母 巴豆

栝楼薤白半夏汤（《金匮要略》） 栝楼 薤白 半夏 白酒

栝楼桂枝汤（《金匮要略》） 栝楼根 桂枝 芍药 甘草 生姜 大枣

柴胡清骨散（《医宗金鉴》） 秦艽 鳖甲 柴胡 地骨皮 青蒿 知母 胡黄连 薤白 甘草 童便 猪脊髓 猪胆汁

柴胡疏肝散（《景岳全书》） 柴胡 陈皮 枳壳 白芍 炙甘草 香附 川芎

柴胡截疟饮（《医宗金鉴》） 柴胡 黄芩 人参 甘草 半夏 常山 乌梅 槟榔 桃仁 生姜 大枣

柴胡桂枝干姜汤（《伤寒论》） 柴胡 桂枝 干姜 栝楼根 黄芩 牡蛎 甘草

柴枳半夏汤（《医学入门》） 柴胡 黄芩 半夏 瓜蒌仁 枳壳 桔梗 杏仁 青皮 甘草

蛇胆川贝散（《中华人民共和国药典》） 蛇胆汁 川贝母

蛇胆陈皮散（《中华人民共和国药典》） 蛇胆汁 陈皮（蒸）

脏连丸（《中药制剂手册》） 黄连 黄芩 赤芍 当归 阿胶珠 荆芥穗 炒槐花 地榆 槐角 地黄 猪大肠

皱肺丸（《百选一方》） 五味子 人参 桂枝 款冬花 紫菀 白石英 羯羊肺 杏仁

海藏紫苑散（《医学心悟》） 紫苑 知母 贝母 桔梗 阿胶 五味子 茯苓 人参 甘草

海藻玉壶汤（《外科正宗》） 海藻 海带 昆布 陈皮 青皮 半夏 贝母 当归 川芎 连翘 独活 甘草

润肠丸（《沈氏尊生书》） 当归 生地 麻仁 桃仁 枳壳

涤痰汤（《奇效良方》） 制南星 制半夏 炒枳实 茯苓 陈皮 石菖蒲 人参 竹茹 甘草 生姜

消瘰丸（《医学心悟》） 玄参 牡蛎 浙贝母

消渴方（《丹溪心法》） 黄连末 天花粉末 生地汁 藕汁 人乳汁 姜汁 蜂蜜

凉膈散（《太平惠民和剂局方》） 连翘 大黄 甘草 芒硝 栀子 黄芩 薄荷 竹叶 蜜蜂

益胃汤（《温病条辨》） 沙参 麦门冬 生地 玉竹 冰糖
调胃承气汤（《伤寒论》） 大黄 甘草 芒硝
调营饮（《证治准绳》） 莪术 川芎 当归 延胡索 赤芍药 瞿麦 大黄 槟榔 陈皮 大腹皮 葶苈 赤茯苓 桑白皮 细辛 炙甘草 姜 枣 白芷 官木香
射干麻黄汤（《金匮要略》） 射干 麻黄 半夏 款冬花 紫菀 五味子 细辛 生姜 大枣

逍遥散（《太平惠民和剂局方》） 柴胡 白术 白芍 当归 茯苓 生甘草 薄荷 煨姜
通窍活血汤（《医林改错》） 赤芍 川芎 桃仁 红花老葱 生姜 红枣 麝香
通脉四逆汤（《伤寒论》） 炙甘草 附子 干姜 葱 白通
通幽汤（《兰室秘藏》） 生地 熟地 当归 桃仁 红花 甘草 升麻

通瘀汤（《景岳全书》） 归尾 山楂 香附 红花 乌药 青皮 泽泻 木香

桑杏汤（《温病条辨》） 桑叶 杏仁 沙参 浙贝母 豆豉 栀子皮 梨皮

桑菊饮（《温病条辨》） 桑叶 菊花 杏仁 连翘 薄荷 桔梗 甘草 苇根

桑白皮汤（《景岳全书》） 桑白皮 半夏 苏子 杏仁 贝母 黄芩 黄连 山栀

十一画

理中汤（《伤寒论》） 人参 白术 干姜 甘草

菖蒲郁金汤（《温病条辨》） 石菖蒲 郁金 炒栀子 鲜竹叶 牡丹皮 连翘 灯芯草 木通 淡竹沥 紫金片

黄连温胆汤（《备急千金要方》） 半夏 陈皮 茯苓 甘草 枳实 竹茹 黄连 大枣

黄连阿胶汤（《伤寒论》） 黄连 黄芩 阿胶 白芍 鸡子黄

黄连解毒汤（《外台秘要》） 黄连 黄柏 黄芩 大黄

黄芪建中汤（《金匮要略》） 黄芪 桂枝 芍药 炙甘草 饴糖 大枣 生姜

黄芪汤（《金匮翼》） 黄芪 陈皮 火麻仁 白蜜

黄连清心饮（《沈氏尊生书》） 黄连 生地黄 当归 甘草 酸枣仁 茯神 远志 人参 莲子肉

黄芪鳖甲散（《卫生宝鉴》） 黄芪 鳖甲 天冬 地骨皮 秦艽 柴胡 紫菀 半夏 茯苓 知母 生地 白芍 桑白皮 人参 肉桂 桔梗 甘草

控涎丹（《三因极一病证方论》） 甘遂 大戟 白芥子

银翘散（《温病条辨》） 金银花 连翘 桔梗 薄荷 牛蒡子 竹叶 荆芥穗 豆豉 甘草 鲜芦根

麻黄汤（《伤寒论》） 麻黄 杏仁 桂枝 炙甘草

麻子仁丸（《伤寒论》） 麻子仁 芍药 枳实 大黄 厚朴 杏仁

麻黄连翘赤小豆汤（《伤寒论》） 麻黄 杏仁 生梓白皮 连翘 赤小豆 甘草 生姜 大枣

麻杏石甘汤（《伤寒论》） 麻黄 杏仁 石膏 甘草

旋覆代赭汤（《伤寒论》） 旋覆花 半夏 人参 代赭石 炙甘草 生姜 大枣

旋覆花汤（《金匮要略》） 旋覆花 新绛葱

鹿角胶丸（《医学正传》） 鹿角胶 鹿角霜 熟地黄 川牛膝 白茯苓 菟丝子 人参 当归 白术 杜仲 虎胫骨 龟板

羚羊钩藤汤（《通俗伤寒论》） 羚羊角 桑叶 川贝 鲜生地 钩藤 菊花 白芍药 生甘草 鲜竹茹 茯神

清金化痰汤（《统旨方》） 黄芩 山栀 桔梗 甘草 贝母 知母 麦冬 桑白皮 瓜蒌仁 橘红 茯苓

清肺饮（《证治汇补》）　茯苓　黄芩　桑白皮　麦冬　车前子　山栀　木通

清肺抑火丸（《统旨方》）　黄芩　栀子　知母　浙贝母　黄柏　苦参　桔梗　前胡　天花粉　大黄

清燥汤（《脾胃论》）　苍术　白术　黄芪　白茯苓　黄连　橘皮　当归　生地　人参　甘草　黄柏　麦冬　神曲　猪苓　泽泻　升麻　柴胡　五味子

清燥救肺汤（《医门法律》）　桑叶　石膏　杏仁　甘草　麦冬　人参　阿胶　炒胡麻仁　炙枇杷叶

清中汤（《医学统旨》）　黄连　栀子　半夏　茯苓　陈皮　草豆蔻　甘草

清开灵（《新编中成药临床应用》）　胆酸　水牛角　黄芩甙　珍珠层粉　栀子　板蓝根　金银花

清瘴汤（《验方》）　青蒿　柴胡　茯苓　知母　陈皮　半夏

黄芩　黄连　枳实　常山　竹茹　益元散

清营汤（《温病条辨》）　犀角　生地　玄参　竹叶心　麦冬　丹参　黄连　银花　连翘

清瘟败毒饮（《疫疹一得》）　生石膏　生地　玄参　犀角　黄连　栀子　桔梗　知母　连翘　甘草　丹皮　鲜竹叶　黄芩

清暑益气汤（《温热经纬》）　西洋参　石麦冬　黄连　竹叶　荷梗　知母　甘草　粳米　西瓜翠衣

清骨散（《证治准绳》）　柴胡　胡黄连　秦艽　鳖甲　地骨皮　青蒿　知母　甘草

清脏汤（《万病回春》）　当归　川芎　生地　白芍　黄连　黄芩　栀子　黄柏　地榆　槐角　柏叶　阿胶

萆薢分清饮（《医学心悟》）　萆薢　车前子　茯苓　莲子心　菖蒲　黄柏　丹参　白术

十二画

琥珀养心丹（《证治汇补》） 琥珀 龙齿 远志 牛黄 石菖蒲 茯神 人参 枣仁 生地黄 归身 柏子仁 朱砂金箔

琼玉膏（《洪氏集验方》） 生地黄汁 茯苓 人参 白蜜

椒目瓜蒌汤（《医醇賸义》） 川椒目 瓜蒌仁 葶苈子 苏子 半夏 茯苓 橘红 蒺藜

葛根芩连汤（《伤寒论》） 葛根 炙甘草 黄芩 黄连

葛根汤（《伤寒论》） 葛根 麻黄 桂枝 生姜 炙甘草 芍药 大枣

葶苈大枣泻肺汤（《金匮要略》） 葶苈子 大枣

葱豉桔梗汤（《通俗伤寒论》） 葱白 豆豉 薄荷 连翘 栀子 竹叶 桔梗 甘草

越婢汤（《金匮要略》） 麻黄 石膏 甘草 大枣 生姜

越婢加半夏汤（《金匮要略》） 麻黄 石膏 生姜 大枣 甘草

半夏

越婢加术汤（《金匮要略》） 麻黄 石膏 甘草 大枣白术生姜

越鞠丸（《丹溪心法》） 川芎 苍术 香附 神曲 栀子

硝石矾石散（《金匮要略》） 硝石 矾石

紫雪丹（《外台秘要》） 寒水石 石膏 滑石 磁石 朱砂玄参 羚羊角 犀角 丁香 麝香 升麻 沉香 青木香 甘草朴硝 黄金 硝石

黑锡丹（《太平惠民和剂局方》） 黑锡 生硫黄 川楝子胡芦巴 木香 附子（制） 肉豆蔻 补骨脂（盐水炒） 沉香小茴香（盐水炒） 阳起石 肉桂

痛泻要方（《景岳全书》引刘草窗方） 白术 白芍 防风炒陈皮

温胆汤（《备急千金要方》） 枳实 竹茹 半夏 陈皮 茯苓

甘草　生姜　大枣

温脾汤（《备急千金要方》）　附子　人参　大黄　甘草　干姜

滋水清肝饮（《医宗已任篇》）　熟生地　山茱萸　茯苓　归身　山药　丹皮　泽泻　白芍　柴胡　栀子　酸枣仁

滋肾通关丸（《兰室秘藏》）　知母　黄柏　肉桂

犀黄丸（《外科证治全生集》）　牛黄　麝香　没药　乳香　黄米饭

犀角地黄汤（《备急千金要方》）　犀角　生地黄　赤芍　丹皮

犀角散（《备急千金要方》）　犀角　黄连　升麻　山栀　茵陈

疏凿饮子（《济生方》）　商陆　茯苓　椒目　木通　泽泻　赤小豆　大腹皮　槟榔　羌活　秦艽　生姜皮

猴枣散（《古今名方》）　猴枣　羚羊角　月石　沉香　青礞石　川贝母　天竺黄　麝香

十三画

暖肝煎（《景岳全书》） 肉桂 小茴香 茯苓 乌梅 枸杞子 当归 沉香 生姜

解语丹（《医学心悟》） 白附子 石菖蒲 远志 天麻 全蝎 羌活 南星 木香 甘草

新加香薷饮（《温病条辨》） 香薷 金银花 鲜扁豆花 厚朴 连翘

十四画

截疟七宝饮（《杨氏家藏方》） 常山 草果 厚朴 槟榔 青皮 陈皮 炙甘草

槐角丸（《丹溪心法》） 槐角 地榆 黄芩 当归 炒枳壳 防风

酸枣仁汤（《金匮要略》） 酸枣仁 知母 川芎 茯苓 甘草

膈下逐瘀汤（《医林改错》） 五灵脂 当归 川芎 桃仁 丹皮

京赤芍　延胡索　甘草　香附　红花　枳壳　乌药

膏淋汤（《医学衷中参西录》）　山药　芡实　龙骨　牡蛎　生地黄　党参　白芍

十五画

增液汤（《温病条辨》）　玄参　麦冬　生地

增液承气汤（《温病条辨》）　玄参　麦冬　生地　大黄　玄明粉

镇肝息风汤（《医学衷中参西录》）　怀牛膝　生赭石　生龙骨　生牡蛎　生龟板　生杭芍　玄参　天门冬　川楝子　生麦芽　茵陈　甘草

十六画

橘皮汤（《千金要方》）　橘皮　麻黄　柴胡　紫苏　杏仁　生姜　石膏

橘皮竹茹汤（《金匮要略》）　橘皮　竹茹　大枣　生姜　甘草　人参

薏苡仁汤（《类证治裁》） 薏苡仁 苍术 羌活 独活 防风 麻黄 桂枝 制川乌 当归 川芎 甘草 生姜

赞育丹（《景岳全书》） 熟地黄 当归 杜仲 巴戟肉 肉苁蓉 淫羊藿 蛇床子 肉桂 白术 枸杞子 仙茅 山茱萸 韭子 附子（或加人生、鹿茸）

薯蓣丸（《金匮要略》） 薯蓣 当归 桂枝曲 干地黄 豆黄卷 甘草 人参 川芎 芍药 白术 麦门冬 杏仁 柴胡 桔梗 茯苓 阿胶 干姜 白蔹 防风 大枣

十七画以上

黛蛤散（《中药成方配本》） 青黛 海蛤壳

藿香正气散（《太平惠民和剂局方》） 藿香 厚朴 苏叶 陈皮 大腹皮 白芷 茯苓 白术 半夏曲 桔梗 甘草 生姜 大枣

藿朴夏苓汤（《温湿时疫治疗法》） 杜藿香 真川朴 姜半夏 光杏仁 白蔻仁 生苡米 带皮苓 猪苓 豆豉 建泽泻 丝通草

鳖甲煎丸（《金匮要略》） 鳖甲 乌扇 黄芩 柴胡 鼠妇 干姜 大黄 芍药 桂枝 葶苈子 石苇 厚朴 丹皮 瞿麦 紫葳 半夏 人参 虫 阿胶 蜂房 赤硝 蜣螂 桃仁

癫狂梦醒汤（《医林改错》） 桃仁 柴胡 香附 木通 赤芍 半夏 大腹皮 青皮 陈皮 桑白皮 苏子 甘草

图书在版编目（CIP）数据
中医内科学/于丽芳主编. —2版. —太原：山西科学技术出版社，2012.9（2024.8重印）
（中医考试必备掌中宝典）
ISBN 978-7-5377-4239-9
Ⅰ.①中… Ⅱ.①于… Ⅲ.①中医内科学—中医师—资格考试—自学参考资料 Ⅳ.①R25
中国版本图书馆CIP数据核字（2012）第174381号

·中医考试必备掌中宝典·
中医内科学

主　编　于丽芳
出　版　山西出版传媒集团·山西科学技术出版社（太原建设南路21号 邮编：030012）
发　行　山西出版传媒集团·山西科学技术出版社（电话：0351—4922121）
印　刷　山西万佳印业有限公司
开　本　890mm×1240mm　1/128　印张　2　字数　72千字
版　次　2012年9月第2版　2024年8月第26次印刷
书　号　ISBN 978-7-5377-4239-9
定　价　5.00元